眠りと目醒めの間——麻酔科医ノート

眠りと目醒めの間

麻酔科医ノート

外　須美夫
九州大学大学院医学研究院
麻酔・蘇生学 教授

Medical Front International Limited

目次

目次

眠りと目醒めの間——麻酔科医ノート

1 麻酔の習慣

医学部を卒業して二十年が経つ。麻酔を仕事に選び、麻酔が習慣になった。

朝起きて病院に行き、患者さんに出会う。大きな人生の波に巻き込まれた患者さんたちがいる。思いがけない事故、腫瘍の増大、癌の転移、炎症の波及、血管の閉塞、難病の発生、巻き添えの外傷、悩んだ末の自殺行為、医原性のトラブル、それぞれの患者さんは人生の中の大きなゆらぎを経験する。ゆらぎが生に収束するのか、それとも死に向かうのか、その賭に麻酔科医の私は立ち会う。人生のゆらぎを生に収束するための仕事に私は参加し、死への傾斜に徹底的に抵抗する。患者さんから離れることなく生命の証を監視する。生に執着すること、それが麻酔の習慣。

手術室に入り、手術台の上に横になっている患者さんに出会う。患者さんは、今日もまた新しい患者さんであり、それぞれの日々を生きてきた。そして今、手術という人生の大きな舞台を経験する。麻酔科医の私は舞台監督の役目を果たそうとする。主役である患者さんの舞台が乱れないように支えようとする。最良の舞台になるように道具を整え、装置を点検する。患者さんの舞いが息切れしないように見守る。眠りと目醒めの間に繰り広げられる舞いが無事に終わるように手助けする。舞台監督に徹すること、それが麻酔の習慣。

救命救急センターに運ばれてきた心肺停止の患者さんに出会う。不意に襲った心停止に、呼吸停止に、蘇生を試みる。心臓マッサージをする。人工呼吸を行う。血管を確保し、気管挿管をする。出血はないか、塞栓はないか、心筋梗塞を起こしていないか、心臓は動いているか、気胸はないか、脳は大丈夫か、的確な診断と治療がなされているか。瞬時の決断が求められる。一刻を争う場面で私の脳と手はそれぞれに生きる。考える前に行動しなければならない。私はアドレナリンを血中に放出しつつ、経験と知識を絞り出し、指先の動きに集中する。生死に対峙し緊張の中で行動する。生死の極みで見失わないこと、それが麻酔の習慣。

外来へ行き、神経障害性疼痛の患者さんに出会う。患者さんは今日もまた痛みを訴える。痛みに顔をゆがめて、どうにかしてくれと懇願する。痛みを伝える神経が損傷しているのになぜ痛むのか、切り離された足はもうそこにはないのになぜ痛むのか、ウィルスに冒されて壊れた神経がなぜ痛むのか、手術の痕がなぜ痛むのか。痛みの理由を患者さんに訊かれて、十分に答えることができない。どんな説明も痛んでいる患者さんを納得させることはできない。痛みをとることが私たちの仕事であるのなら、痛みをとりきれない患者さんに対して、敗者の側から、しかし、解決を探るための手立てはあるはずだと頑張り続ける。患者さんの痛みを共有はできないが、痛みを持つ患者さんに共感することはできる。敗者の頑張りを持ち続けること、それが麻酔の習慣。

病棟へ行き、がんの患者さんに出会う。どこか苦しいところがありますかと訊く。

痛みはどうですかと訊く。患者さんに声をかけながら、骨転移で折れた足を、神経に浸潤して動かなくなった手を、腫れ上がった顔をじっと見つめる。モルヒネを注射する。鎮痛補助薬を処方する。くやしいです。どうしてこんなになったのか。なにも悪いことはしていないのに。もうだめです。早く死なせて下さい。もういいです。そして、ありがとうございました。腑に落ちない死を前にして、患者さんは嘆き、怒り、あきらめ、受け容れる。腑に落ちないけれども、それでも人は受け容れることができるのだということを教えられる。人生にイエスと言うこと、それが麻酔の習慣。

このような麻酔の習慣を通して、私は自分の生き方を形作ってきた。生き方のスタイルを麻酔の習慣によって補強してきた。麻酔科医として生きてきたこれまでの時間が自己形成の時であったのなら、これからの時間は、もしそれが残されているのなら、充実の時として、相変わらず麻酔を習慣としながら、長距離走者のスタミナと舞台監督のユーモアを振り絞って、私は生きていこう。

2　麻酔は必要悪

麻酔は眠らせる

麻酔科医は患者さんを眠らせることを仕事にしている。患者さんを深い眠りの世界に誘い込む。患者さんにではなく、もし普通のひとに麻酔をかけたら犯罪になる。それは目的が異なっている。眠っている間に当人が気づかぬうちに、よからぬことをするためである。麻酔薬で眠らせて乱暴したり、金銭を奪ったりするひとがいる。麻酔をかけられるひとに意識があると麻酔をかけるひとが困るため、麻酔で眠らせるのである。

自分に麻酔をかけるひともいるが、それは自殺行為である。麻酔をかけられる自分に意識があると、麻酔をかける自分が困るから、意識のある自分に麻酔をかけて眠らせる。そうすると麻酔をかける自分も意識がなくなって、困ったことになったことを意識できないという困ったことになる。

手術のための麻酔

では、麻酔で患者さんを眠らせるのはなぜか、それは手術のためである。手術という患者さんに必要な医療を、患者さんの意識が邪魔をしたり、不快と認識したりするから、麻酔をして眠らせる。手術という必要な医療に伴う不必要な痛みや不必要な苦しみを意識しないですむように、麻酔をして眠らせる。麻酔をかけるひとが困るのでなく、麻酔をかけなければ患者さんが困るから、麻酔をするのである。

手術するために必ず眠りが必要かというとそうではない。手術で必要なことは、まず手術に伴う痛みをとることである。痛みをとるためには、痛みを意識する脳を眠らせることが手っ取り早いから眠らせるのである。足や下半身の手術では必ずしも眠らせる必要はない。脊髄くも膜下麻酔や硬膜外麻酔という方法があり、脊髄近傍に局所麻酔薬を注入し、痛みの刺激が脳に伝わるのを遮断することで痛みを感じなくすることができる。

ときには手術以外の目的で眠らせることがある。赤ちゃんや乳児の検査では、検査中に暴れると医療者が困るので麻酔で眠らせてしまう。でも、もし眠らないとほんとに困るのは赤ちゃんや乳児であろう。最近は、大人でも内視鏡検査など苦痛を伴う場合に眠らせることがある。なるべく眠っているうちに検査を終わって欲しいという患者さんが増えている。小さな苦痛でも、嫌なことは知らないうちに過ぎて欲しいという当然の要求のように思われる。現代人は、快の感覚を貪欲に求め、不快の意識をどんな手段でも回避しようとする。意識がなければ快適かというとそんなことはない。意識がなければ快を意識することはできない。意識があると不快な感覚が起きることを麻酔中は知らずにすむというだけである。不快がなければ快であるという「誤快」がある。

意識のない患者さんを守る麻酔科医

意識があると、自分の意識が、あるいは意識下層が、自分の安全を守ろうとするが、意識が無ければ守ってくれるひとはいなくなる。意識のない本人は自分の危険を意識できない。だから、手術室では麻酔科医が意識のない患者さんに代わって患者さんの安全を守る仕事をする。麻酔科医自身が麻酔中にこくりと意識をなくしたり、患者さんの傍からこっそり居なくなったりすることは、意識を預ける患者さんを裏切ることになる。

麻酔科医のいないところで麻酔をするときには、誰かが代わって意識のない患者さんを守らなければならない。麻酔の進歩は、だれでも安全に麻酔ができるという誤解を育てつつある。医療は麻酔を安易に考えるようになり、社会は意識の有無を快不快で考えるようになっている。麻酔を快不快の道具にしてはならない。麻酔は快不快をも眠らせる。不快を知らずにすむ麻酔の世界をしっかりと生きるためには、しっかりとした麻酔科医か、麻酔科医にまけないしっかりした看視人が傍にいなければいけない。

意識をとることの危険と意識があることの安全を、快不快の追求より、いつも優位に置くべきである。快不快はいのちあってのことだからである。不快を味わうより意識がないまま死んだほうがましという人間は、不快は一瞬であり死は永遠であるという時相の違いを忘れている。麻酔は不快を忘れさせるが、そのために麻酔科医が永遠の死を近づけないようにしていることを忘れないで欲しい。

自然の眠りは必要善だが、麻酔の眠りは必要悪である。必要悪のために眠らずに仕事を遂行する麻酔科医はもちろん必要善である。

3

麻酔から目醒める時

全身麻酔では脳の活動が抑制される。中枢神経の活動が全く停止するわけではないが、麻酔中は、考えたり、感じたり、手足を動かしたりするような動物的脳活動は止み、静かに深く植物のように眠るだけである。麻酔中は記憶がない。聴力も休止し、五感も六感も働かなくなる。麻酔中には、目覚まし時計がいくつ鳴っても起きることはないし、地震が来ても火事になっても眼が醒めることはない。夢も見ないし、もちろん夢精をすることもない。

眠りの感覚

麻酔中の眠りは、私たちが毎日繰り返す睡眠とはまったく異なっている。麻酔と違って普通の睡眠では、どんなに眠りたいと思っても眠れないことがある。いや眠らなければいけないと思えば思うほど、眠れなくなったりする。しかし、麻酔ではどんなに眠くなくとも、目が冴えていても、眠ってしまう。患者さんがどんなに抵抗しても無駄である。麻酔を始める前に「先生、私は絶対に眠らないように頑張ります」と言われる患者さんがいる。意識を集中して絶対に眠らないと決意した患者さんでも、麻酔薬が脳に達する時間になると、わずか十数秒のうちに深く眠ってしまう。

麻酔薬を投与されると、あくびをしてほんとうに気持ちよく眠る患者さんがいる。ほとんどの患者さんが自然な眠りに落ちるように瞼を閉じるが、ときになかなか瞼の閉じない患者さんもいる。そんな患者さんも起きているかというとそうではなく、揺すっても起きることはない。かすかに開いている眼も何かを見ているわけではない。

その人の普段の眼ではない。麻酔はその人の普段の眠りとは全然ちがう別世界の眠りをもたらすといっていい。

麻酔から醒めたあとで、麻酔で眠った時のことを覚えているかと訊いても、ほとんどの人が記憶に残っていない。ある瞬間にふっと眠りに落ちる。それから先は覚えていない。多くの患者さんが手術後に、「もう終わったのですか」とか「もうそんな時刻ですか」と言う。時間が過ぎたという感覚も眠らされる。普段の睡眠では眠ったという自覚があり、時間が過ぎたという感覚がある。しかし、麻酔中は時間が短縮され、空白の時間として時間が消えてしまう。

麻酔と覚醒

麻酔後に患者さんが覚えているのは、麻酔から醒める段階か、その後、意識が次第にはっきりしていく過程以降である。麻酔からの覚醒を患者さんはどのように感じているのだろう。短歌にこのような表現がある。「醒めやらぬ麻酔のなずき雪がこんなに白かったかと思う不可思議（松村あや）」。麻酔からの覚醒時に雪が見えた。実際に雪を見たわけではないが、麻酔から醒めるとき、脳は雪を見た。雪の白さが見えた。しかも、こんなに白い雪を見たのは初めてである。麻酔の力が、見たことのない白さを体験させている。

俳句でも覚醒時の不思議な世界が詠われている。「麻酔醒むさくらふさふさわなわなと（澁谷道）」。麻酔からの覚醒はさくらの中を漂う如くである。桜の花の中に居るようで、ふさふさとした浮遊感に幸せを感じている。しかし、次第にその感覚は騒々しさに変わっていく。震えるような感覚が来る。醒めがけに、わなわなと怯えるような、怖いような感覚も味わっている。

「春月にさらすや五体手放して（正木ゆう子）」。麻酔の始まりか終わりか不明であるが、麻酔の世界を手足と胴体が自分から手放される感覚としてとらえた。しかも、春月にさらすように、自分の身体がいま、宇宙に向けてさらされている。意識や痛みが薄められて、身体が宇宙に同化しようとしている。一般のひとでは表現しきれない身体感覚を、俳人は言葉を通して見事に表現する。

K大学麻酔科のK先生が自らの麻酔体験を語ってくれた。彼が麻酔から醒めがけに見たのは、中洲のクラブで、きれいな女性に囲まれてお酒を飲んでいる夢だった。そこには私も一緒に居て楽しそうに談笑していたという。女性のかわいい声が次第に「終わりましたよ」という男性麻酔科医の図太い声に変わって目が覚めたらしい。覚醒時の夢の内容に麻酔薬で違いがあるという研究報告はないが、彼の場合、少々麻薬を使いすぎたのではないだろうか。

4 麻酔の告白期

静脈麻酔薬と吸入麻酔薬

全身麻酔に使われる麻酔薬には静脈内に投与する液体の静脈麻酔薬と、肺に吸うことで麻酔がかかる気体の吸入麻酔薬がある。吸入麻酔薬も瓶の中に液体で保存されており、麻酔回路の気化器に液体を入れて気化させたガスを吸わす。亜酸化窒素という吸入麻酔薬だけは例外で圧縮された気体がボンベに容れられている。静脈麻酔薬と吸入麻酔薬はともに脳に作用して麻酔効果を発揮する。二つの大きな違いは、静脈に投与された麻酔薬はすぐに脳に到達するので瞬時に麻酔がかかるが、吸入麻酔薬は肺から血液に移行してから脳に達するので麻酔が効くまでにやや時間がかかる。また、吸入麻酔薬は亜酸化窒素を除けば独特の強い臭いがあるが、静脈麻酔薬には臭いはない。

大人の場合、麻酔を開始する前に必ず静脈血管に注射針で点滴路を確保する。注射の痛みはあるが点滴路を確保することで緊急の対応ができるようになる。そのため、大人では麻酔の開始（導入）は点滴路から静脈麻酔薬が用いられることが多い。その方が患者さんは、知らず知らずのうちに苦痛もなく眠ることができるし、眠る前に臭いを嗅がなくてすむ。ただし小児では、吸入麻酔薬で眠ってから点滴を確保することが多い。その方が注射の痛みを感じないですむ。しかし、マスクを顔に当てられ臭いのするガスを吸わされる。麻酔ガスの臭いを消すためにメロンやイチゴ臭の芳香剤をマスクに塗って用いることもあるが、それでもマスクを当てられるという恐怖を消すことはできない。

以前は大人でも麻酔の導入を吸入麻酔薬でよく行っていた。吸入麻酔薬は麻酔が効くまで時間がかかるし、麻酔が効き始める時期に興奮期という不安定な時間帯もある。

それでもしばしば吸入麻酔薬で麻酔の導入を行っていた。その理由の一つは、一度静脈内に投与した麻酔薬はもう二度と回収できず引き返すことができないが、吸入麻酔薬は肺から出て行くので途中で困ったことがあれば、吸うのをやめることで引き返すことができるからである。静脈麻酔薬は投与後すぐに昏睡状態になるため、マスクにより人工呼吸が必要になる。人工呼吸のための気道確保は麻酔のもっとも基本的な技術であるが、気道確保ができないと、あとに戻れないから大変なことになる。吸入麻酔薬では気道確保ができることを確認しながら先に進むという手順を踏むことができる。また、呼吸が不安定な時期の気道確保の技術を習得することも吸入麻酔を導入に使用していた理由の一つである。

しかし、最近の静脈麻酔薬は代謝が速いため、たとえ気道確保が困難になっても効果が切れるまで待てばよい。また、気道確保のためのいろんな器具が開発されているため、それらを使いこなせば気道確保はさほど困難ではなくなった。さらに、気道確保ができているかどうかを客観的に連続的に知るためのモニターが今ではどこの手術室にも備えられている。というわけで、最近は大人を吸入麻酔薬で導入することは少なくなっている。もちろん施設によっては、吸入麻酔薬を使うところもある。

麻酔薬の力

最近主に使われるセボフルランという吸入麻酔薬は興奮作用も少なく、スムーズに眠りに入ることができる。興奮期もあるかないかという間に、深い麻酔に到達できる。なにより、本邦で開発された吸入麻酔薬であり、現在のように欧米の医薬業界が日本市場を席巻する中では稀少価値がある。

二十数年前の吸入麻酔薬は興奮作用も強く、吸うと大暴れする患者さんがいた。ベッドから起きあがろうとするのは珍しくなく、手術室の看護師は患者さんを抑えるため腕力を要求され、か弱い乙女はときに傷ついていた。これは誇張された話しと思うが、麻酔の導入中に起きあがり、手術室から走り去っていった患者さんもいたらしい。

今はもう使われなくなったが、エンフルランという麻酔薬を吸わすと、興奮期の途中に、告白期みたいな時期があって、隠しごとをしゃべり出す患者さんがいた。日頃、立派に見える紳士や淑女が耳を疑うような言葉を発する。本人はもちろん覚えてはいない。無意識下の抑制された世界が麻酔で顕現される。

ある日、妙齢の婦人から麻酔導入中に「先生が好きです」と言われて嬉しくなった。不思議に思い、「誰をですか」と聞き直したら、「K先生が大好きです」と外科の先生の名前を言われた。守秘義務のため、もちろんK先生には教えなかったが、麻酔導入中の意識が薄れ行く中、会話が成立したことに驚いた。それ以来、麻酔薬が投与された後はなるべく質問しないことにしている。

5

麻酔の誘惑

麻酔薬で眠りにつくときは心地よいもので、患者さんはそれこそ眠るように麻酔状態に陥る。誤解がないように言うが、麻酔科医がそばに居て、医療の目的で麻酔薬が使われてこそ、心地よく眠り始めることができるのである。もし、麻酔薬を別の目的で使うひとがいたら、心地よく眠り始めた途端に、苦しみの世界が口を開いて待っている。薬物依存のひとは、階段を上るように麻薬や麻酔薬に至り、その後はまっさかさまに無明の闇に落ちていく。

麻酔薬──ケタミン

一般に、麻酔薬は脳を全体的に抑制する。麻酔の眠りは、自然の睡眠に近い眠りから始まり、たちまちのうちに深い昏睡に至る。しかし、ケタミンという麻酔薬だけは例外で解離性麻酔薬といわれ、脳の視床や新皮質は抑制するものの、海馬などの辺縁系を興奮させるといわれている。脳の表層部分は抑制し、深層部分を興奮させる。脳を解離させるという不思議な麻酔薬である。そのため、患者さんはときに悪夢やぎらぎらとした本能的な夢を見たり、幻覚などの精神反応を起こしたりすることがある。見るからに心地よく眠る他の麻酔薬と比べて、ケタミンの眠りは決して勧められるものではない。ケタミンのもたらす離人的表情の眠りを見ると、人への使用はなるべく控えたくなる麻酔薬である。だから、麻酔でケタミンを使用するときは、単独で使用するのではなく、鎮静薬を併用して脳深層部分の興奮を抑えるようにしている。

なぜケタミンが使われるかというと、血圧が下がらないし、呼吸がとまりにくいという大きな利点がある。だから、他の静脈麻酔薬より安全に使用できる。一方で、鎮痛作用が強いという特徴もある。また、脳脊髄レベルでNMDA*受容体に拮抗する作用があることから、がん疼痛や慢性疼痛に対する鎮痛薬としても補助的に使われている。さらに、ケタミンは筋肉注射が可能である。

動物の麻酔では、これらの特徴を生かしてケタミンがよく使われる。野生動物だって、ペット動物だって、けがをすれば痛い。骨折すれば痛い。動物は口では痛いとは言わないが、痛そうな表情や叫び声をあげる。そんな動物を手術しようとすれば麻酔が必要になる。点滴をとらしてくれるイヌやウサギなら静脈麻酔薬を使用できる。ラットやマウスでは腹腔内に麻酔薬を注射する。小動物は捕まえて瓶に入れエーテルなどの吸入麻酔で眠らせることもできる。しかし、大動物の麻酔はそうはいかない。野生動物は、とくに獰猛な動物は、吹き矢や麻酔銃を使って麻酔をする。その際に使われるのがケタミンである。ケタミン単独というより、ヒトと同じように鎮静薬を併用し、それにはキシラジンとかメデトミジンとかいうα_2受容体作動薬が使われるらしい。

麻薬指定されたケタミン

最近、ケタミンが麻薬に指定され、動物の麻酔に使いにくくなった。麻薬指定されると、麻薬施用者免許が必要で、免許のないひとは使えない。鍵のかかる場所に保管しなければならないし、こぼしてしまうと事故届けや始末書を出さなければならない。使用後の残りも捨ててはいけないし、空の瓶もすべて回収しなければならない。違法に使用すると麻薬取締法で逮捕されかねない。

ケタミンの麻薬指定は、薬物依存する人間たちが増えているからである。インターネット社会では薬物の裏入手が地球規模で容易になり、いろんな禁止薬物が違法に闇の世界で売買されるようになっている。快楽や欲望を安易に満たそうとドラッグに手を出すひとが増えている。苦しみから逃れるためにドラッグに手を出すひともいる。一度、薬漬けになったひとは、薬がそのひとを、そのひとでなしにするために、自分でコントロールできなくなる。

ケタミンを打たれた動物は、もちろん離人的表情はしない。いうならば動物的快眠の表情である。動物は薬物依存を知らない。薬物依存は人間だけの産物である。薬物依存の人間をなくすために、動物から貴重な麻酔の薬が取り上げられようとしている。人間への不信が動物への愛情を奪おうとしている。動物はいつでも人間の犠牲になる。

ケタミンの麻薬指定は、動物の味わう苦痛への配慮を軽視している。それだけでなく、ケタミンが使用できないがために、安全度の低い麻酔薬を使用しなければならない。ケタミンを奪われた動物は、麻酔死の危険度が増す。一方、ケタミンを使いにくくなった人間の薬物死の危険はいっこうに減らない。麻酔の誘惑は、いつも無明の闇の誘惑と心得るべきである。

＊ NMDA：*N*–メチル–D–アスパラギン酸

6 麻酔か麻睡か

麻酔は英語で anesthesia と言う。米国のモルトンが一八四六年にマサチューセッツ総合病院でアボットという名前の患者にエーテルを吸入させて下顎部の腫瘍摘出術を成功させた。以来、モルトンは近代麻酔の創始者と言われるようになった。ちなみにアボットという名は現在、吸入麻酔薬の大手製薬会社の名前になっているが、手術を受けたアボット本人あるいはその一族が創業者かどうかは知らない。モルトンの公開手術の成功を知った解剖学者のホームズは麻酔の様子をギリシャ語から anesthesia という言葉で表現し、モルトンへ手紙を書いた。a(n)は無とか非といった否定を意味する接頭語で、esthesia は感覚を意味する。よって anesthesia とは無感覚とか非感覚という意味である。その後、anesthesia は手術の痛みを感じない状態を表す英語として定着していった。

意識消失と麻酔

麻酔は全身麻酔と局所麻酔に分けられる。全身麻酔を general anesthesia という。全身的に無感覚にするという意味である。痛みを感覚として知覚する部位は脳にあるから、general anesthesia は全脳的無感覚ということもできる。実際には、脳の受動的機能である感覚だけでなく、能動的機能である運動能も麻酔で無くなるので、麻酔は無感覚よりも広い意味を持っている。あえていえば、全身麻酔は意識消失と置き換えていいのではないか。とくに吸入麻酔薬で行う麻酔は意識消失とほとんど同義といっていい。意識が無くなることで、痛みの感覚も消え、手足を動かす随意的運動も出来なくなる。痛みだけでなく、喜びや悲しみや欲望や悩みも、麻酔は消してしまう。

全身麻酔が意識消失と同義であるなら、全身麻酔が全脳的に無感覚にするというのは、厳密には正しくない。全身麻酔は、意識の座である大脳あるいは大脳皮質の機能を抑制するといった方がよいだろう。脳は丸い半球状の大脳と小脳、それらを支える脳幹からなっているが、一般に意識の座は大脳にあり、吸入麻酔薬の主な作用部位は大脳であると考えられている。しかし、これには反論もある。大脳皮質が意識の座であることは証明されていない。もし、意識の座が他の部位にあれば、その機能を抑制することで意識が消失することになる。残念ながら現在の脳科学でも、依然として意識の仕組みや意識の座はよくわかっていない。それより、意識とはなんであるかもよくわかっていない。

麻酔以外でも意識は無くなる

麻酔以外で脳全体の機能が抑制されても意識はなくなる。たとえば、柔道で頸を絞められると意識がなくなる。心臓が停止すると十数秒もしないうちに意識は消える。急に立ち上がると、立ちくらみが起きて目の前が真っ暗になる。これらは脳血流が低下して、脳に酸素が行かなくなるためである。血糖の低下も意識を奪う。血糖が高いためインスリンで治療している糖尿病患者は、インスリンが効きすぎて逆に血糖値が低下し、意識がなくなることがある。だから血糖が低下する恐れのある患者はいつもあめ玉を準備して持っている。このように、脳血流の低下と血糖の低下は意識消失に直結する。ただし、これらは脳が脳として生きるために必要な酸素と糖分が不足し、その結果、脳の機能が低下するのであり、麻酔とは意味が異なる。麻酔による可逆的意識消失と違って、放っておくと短時間で不可逆的になる。酸素欠乏や糖欠乏は脳生命の危機であり、脳が自らの生命の危機に曝されて悲鳴を上げているのである。脳の悲鳴はすなわち意識を消失させることである。麻酔は脳の悲鳴ではなく、脳を小休止させているだけである。

麻酔という言葉

わが国では、モルトンより四〇年以上も早く、一八〇四年に華岡青洲がマンダラゲとトリカブトを主成分とした麻沸散（通仙散）を用いて全身麻酔を行い、乳癌手術を成功させた。華岡青洲は麻酔に使用した漢方薬を「麻睡之剤」と記述している（療乳癌記）。「麻酔」という日本語は一八五〇年に杉田成郷（杉田玄白の孫）がオランダ語のエーテル吸入麻酔の邦訳に初めて用いた。杉田成郷自身は一八五五年にわが国最初のエーテル麻酔を行っている。飛行機も電話もない時代に、モルトンが成功してからわずか一〇年足らずで、わが国でもエーテル麻酔が実施されたことは驚きに値する。鎖国中にもかかわらず、世界の最新の情報を収集し、手術の痛みと懸命に戦っていた先駆者たちがわが国にもいたのである。

「麻」はもともと「痲」が正しいが、今は「麻」が一般的になっている。痲とはしびれるの意で、感覚がなくなることをいう。麻酔という日本語はアルコールで酔っぱらわせるようで少々抵抗もある。意識をとるという意味では、華岡青洲が使った麻睡の方がふさわしい気もする。杉田成郷が酒好きだったから麻酔としたのかは知らないが、もしかしたら今の麻酔科は麻睡科だったわけである。それにしても、anesthesiaが直訳されて、麻酔科が無感覚科とならなくてよかったと思う。無感覚科だったら私も入ったかどうかわからないし、研修医も無感覚な変わった奴しかこないだろう。

7 麻酔のメカニズム

日本麻酔科学会のテーマ

二〇〇七年に開催された第五四回日本麻酔科学会のテーマは「神経系に対する麻酔のメカニズム」であった。麻酔で眠るのはどうしてか、意識が無くなるのはどうしてか、痛みを感じないのはどうしてかといった麻酔のメカニズムに関する発表がいくつかの会場で企画された。講演やシンポジウムで最新の研究成果が発表され熱心に議論された。

議論されたということはつまり、新しい研究成果が生まれてはいるがいまもって麻酔のメカニズムはよくわかっていないということを意味している。とくに麻酔薬で意識が消失するメカニズムについては、それぞれの専門家が得意としている領域の研究結果から推測して述べているが、納得できる説明はなされていない。たしかに分子レベルや受容体レベルや細胞レベルで麻酔作用の一端が明らかになってきている。しかし、脳の統合的な機能である意識に対する作用メカニズムは依然として闇の中にあるといっていい。

ニューロンとシナプス

意識は脳の中で生まれる。脳にはニューロンと呼ばれている神経細胞とそれを包み込むように囲んでいるグリア細胞がある。ニューロンは細長い手を四方八方に伸ばし、隣接のニューロンだけでなく、はるか遠くのニューロンとも手を繋いでいる。脳には一四〇億個のニューロンがあるといわれているが、ニューロン自身が考えたり、感じたりするのではない。一個のニューロンは信号を受け取って別のニューロンに情報を伝えるだけである。一つのニューロンが伝える情報は、電気信号にすぎず、イオンの流れに過ぎない。考えたり感じたりするのは何億個かのニューロンで構成される脳の連合体である。ネットワーク連合の中で方向性や可塑性をもって動的信号が処理された結果、意味を持つ情報として統合され、考えたり感じたりするといった意識を形作ることになる。

ニューロンとニューロンが信号を受け渡す場所をシナプスという。シナプスにはすき間があり、電気信号は直接には伝わらない。シナプスでは神経伝達物質による情報の受け渡しが行われる。電気信号が化学物質の放出を起こし、化学物質が相手側ニューロンのシナプス表面にある受容体に到達する。化学物質による情報伝達は、大きく分けて抑制するか、興奮するかの二通りである。抑制性に働く代表的な物質がγアミノ酪酸（GABA）であり、興奮性に働く代表にグルタミン酸がある。その他シナプスでの神経伝達物質で重要なものにドーパミンやセロトニン、アセチルコリンなどがある。

多くの脳研究はこれら神経伝達物質の放出や受容体の量的質的変化と脳機能の関係に注目して行われている。

脳機能の研究

麻酔薬のメカニズムもGABA受容体やアセチルコリン受容体への影響から検討したものが多い。また、パッチクランプという方法でニューロン内の電位を直接測定してシナプス間の情報伝達に対する麻酔薬の影響を見た研究もある。しかし、これらの研究から麻酔薬がある細胞や受容体の機能を抑制したり増強したりするという結果は得られるものの、意識消失メカニズムの説明にはなり得ない。いくら細胞レベルで麻酔薬がある変化をもたらすことがわかっても、それらを統合された脳の機能変化に適応することは遠い話しである。

一方、脳をまるごと研究する方法も進んでいる。その代表的なものがfMRI（ファンクショナル MRI：機能的磁気共鳴画像法）とよばれるものである。脳の酸素代謝と脳血流のバランスから脳の働きぶりを非侵襲的に評価できる。しかし、fMRI はその脳領野の活動が抑制されたり亢進したりしていることしか教えてくれない。つまり、抑制されているか亢進しているかを画像として示すのであって、どのようにしてそうなったのか、また、それがどのような意味を持つかは教えてくれない。

fMRI を用いた研究から、麻酔薬が大脳皮質や視床を抑制することがわかってきた。これは、大脳皮質や視床が障害されると意識がなくなるという、臨床的な事実とも合致したものである。これらの研究は、麻酔薬の脳領野への影響を画像でだれにも分かるように示してくれた点は評価できる。しかし、依然として意識消失のメカニズムには迫っていない。最近は、fMRI を用いて大脳のコラム構造など微細構造の活動がわかってきたが、意識そのものを捉えるところまでは至っていない。

危機意識まで麻酔させるな

意識とは何かというテーマはあらゆる科学分野のなかでも手の付けられないほど難問である。意識は主観的な体験であるために客観化を要求する科学研究の対象としてもともと相応しくないのかもしれない。だから、意識とは何か考えるのは、哲学や心理学や宗教に任せておけばいいのかもしれない。科学がこれまでやってきた物質の動きで論理的に説明するといったやり方で意識を捉えることは所詮無理なことかもしれない。

日本麻酔科学会で大きなテーマとして取り上げられたにも拘らず、麻酔機序の講演やシンポジウム会場には若い麻酔科医の出席が少なかった。一方、最近発売された麻酔薬の使い方や麻酔機器のハンズオンセッションは大入り満員であった。多くの麻酔科医の意識が実用的な方に向かっている。研究に興味を持たない麻酔科医が増えていることに対して、危機意識まで麻酔させてはならない。

8 麻酔は自律神経を操作する

心臓は自立している

心臓が動いているから私たちは生きていける。私たちが自覚しようとしまいと心臓は打つことを止めない。打つのを止めたとき私は私でなくなる。心臓はときにゆっくりと、ときに速く打つ。ときに乱れるし、ときに止まったふりもする。私たちは心臓に速く打て、遅く打てと命じることはできない。心臓はみずから命を持っているかのように、自分自身で動くことができる。体から心臓を取り出しても栄養さへ与えてやれば、心臓は生きている。これを心臓の自動能という。

学生の頃、生理学実習で動物から取り出した心臓が動物の死後にも勝手に元気よく動き続けるのを見て、その異様な光景に薄ら寒くなったのを憶えている。心臓の持ち主はもう死んでいるのに、顔や手足をもった動物はすでに冷たくなっているのに、心臓だけが吊るされて動いている。心臓は何を思いながら動いているのだろうか。殺された主の悔しさを引きずりながら、恨みの中に生きているのではないだろうか。心臓にも動物の魂が残っているような気がして、生理学実験にはなかなか身が入らなかった。

自律神経の役割

心臓は私たちの意識で操ることはできない。心臓は意識から独立して動いている。しかし、意識下層からは影響を受けている。それが自律神経や内分泌といった神経性、体液性の調節系である。心臓の自動能はこれらの調節系に強く影響を受けている。とくに心拍数の瞬時の変動は自律神経系によって支配されているといってもいい。自律神経のおかげで私たちは環境変化に応じた生活が出来ている。無意識にではあるが、血圧も心拍数も体温も発汗も自律神経によって調節されている。物を飲み込んだり排泄したりするのも自律神経の働きによっている。

自律神経には、交感神経と副交感神経の二つがある。二つの神経系は心臓に対して反対方向の働きをする。二つの神経の均衡で速く打ったり遅く打ったりしている。運動をすると心拍数が上昇するのは交感神経が興奮するからである。逆に、恐怖で失神することがあるが、あれは副交感神経が興奮し、心拍数が極端に下がるからである。彼女の前でドキドキして手に汗をかくのはいずれも交感神経の仕業である。

麻酔科医は自律神経の調節役

麻酔は全身麻酔と区域麻酔があるが、区域麻酔は脊髄の近くで麻酔をするため、痛みを伝える神経だけでなく、交感神経も遮断する。心臓を支配する副交感神経は、脊髄の上部の延髄にあるので区域麻酔では遮断されない。だから、区域麻酔では交感神経だけが遮断され、血管の拡張と心拍数の低下が起きやすくなる。そんな時、何かの理由で副交感神経である迷走神経が興奮すると心臓が停止してしまう。いろいろな理由で麻酔中に心臓が止まることがあるが、区域麻酔中の心停止も代表的な麻酔偶発症の一つである。硬膜外麻酔や脊髄くも膜下麻酔中に心臓の交感神経が遮断され、その時、たとえば心臓に戻って来る血液量が減って心臓が空打ちすると、心臓に存在する心室受容器反射を起こして迷走神経が興奮する。心臓自身が心臓に止まれと命じて、心臓が止まるようなものである。

麻酔とは、自律神経系を人為的に調節することである。麻酔薬や麻酔法が患者さんの自律神経機能を抑制したり、誤作動を起こしたりする時は、麻酔科医が患者さんの代わりに自律神経の調節役にならなければならない。だから、麻酔科医には生体の自律神経系と同じような敏感さが求められる。自律神経が意識せず感知し興奮したり抑制したりするような制御機構と同じような制御閾値と感度と反応速度が麻酔科医には求められている。

自律神経を意識的に操作できるひと

麻酔科医は患者さんのために自律神経機能を調節する仕事をしているが、自らの自律神経機能を制御できる人たちもいる。たとえば、インドの瞑想家のなかには心拍数を自分で調節できる人がいる。ヨガの瞑想によって心拍数を自由にコントロールできるまでになった人たちがいる。

インドにはまた、意識を残したまま開心術を行う施設がある。意識を残したまま、硬膜外麻酔だけで痛みをとり、心臓手術を行うことはわが国でも行われているが、それは、人工心肺を用いない心拍動下の冠動脈バイパス術である。その場合は意識はあり、患者さんの心臓と肺も自ら動いている。しかし、インドでは人工心肺を用いて心臓と呼吸を停止させたまま、心臓手術を行っているのである。不安や恐怖などないのだろうか。ヒンズー教が意識のあるなしなどどうでもいい超越的な力を与えているのだろうか。自律神経を自由にコントロールできるまでになった人たちが、身体と意識を乖離させるためのトレーニングを同時にやっているのだろうか。意識のある患者さんの肺と心臓がまったく止まっている姿を想像すると薄ら寒くなるのは私だけだろうか。

9 麻酔はからだの声を聞くこと

からだとこころ

Heart は心臓ともこころとも訳される。こころといっても、heart は mind や soul とは違ったこころのありようを意味している。知性が宿るこころは mind、魂が宿るこころは soul で、感情が宿るこころが heart である。こころは脳というからだが生み出すものとされている。だから心臓とこころ、すなわち、からだの heart とこころの heart は別の場所にある。

感情としてのこころは脳が機能しないと生まれない。麻酔は脳の機能を押さえるから、こころを停止させる。私たち麻酔科医はこころの可逆的略奪者ということになる。麻酔科医は、からだを医療の対象としている。実は、からだからこころを除外して、純粋にからだの声を聞くという仕事をしている。

神田橋條治著『現場からの治療論』という物語」

最近、神田橋條治著「『現場からの治療論』という物語」（岩崎学術出版社二〇〇六）を読んで、こころとからだについて大いに考えさせられた。この本は物語とタイトルにあるが、一冊の哲学書や人生論、文化論、医療論を読んだような気がする。精神科医である著者は、「こころの病気とは、典型的な脳の心身症であり、生活習慣病なのです」と語る。この本は「こころは病まない」というテーゼと同時に「こころに自然治癒力はない」というテーゼを前提にして、つづられている。こころの声よりからだの声を聴きなさいというメッセージでもある。

人間の脳の進化が、こころというファントムの姿で、「自在性を求めて暴走し始め」、「環界を改変する能力を大幅に伸ばし」、「環界からの制御が効かなくなり」、同時にからだには「外部から引き起こされる歪み」が生じる。「自在性を求めるこころは本来ファントムであり、どのようにでも動きまわりますし、生体恒常性は備わっていないので制御不能です」「そうしたファントムの乱れや、いやむしろ整いのほうが、からだと葛藤するときに心因となるのです。こころ自体は病むことはなく、ひたすら、からだへの外因あるいは内因として作用するだけなのです」

こころの仮想性とからだの現実性

神田橋氏はこころとからだの関係を仮想と現実の関係としてあぶり出している。人間は脳化した結果、ファントム世界で生きるようになった。自在性を持つファントム化したこころの世界で生きるようになった。その結果、「自在性を希求する進化の流れは、しばしば保守の志向からの制御をはねのけて暴走し、極限まで突き進み、種の消滅で終結します」と神田橋氏はペシミスティックに人類の滅亡を予言する。

神田橋氏は、治療についてもこころとからだの両方向からのアプローチを指摘する。「概念言語を使ったファントムでの把握と、概念言語を離れたからだでの感覚での感じ取りとの、両方を自在に操れるようになるのが、医療者の熟練への道程です。ファントムでの把握はデジタル的なので、刻々と変化する流れをとらえることができません。からだというアナログによる感知がないと、見落としやタイミングの取り逃しが起こるからです」「治療とは必ず、過去から現在を通って未来へ向かう時間経過を含む作業ですから、時間経過を切り捨てて、検査値だけから直接に導き出される客観性の極致の《治療行為》は、治療という意味の本質を備えていないことになります。生体が懸命に行いつつある自然治癒力の作業の中途に、新たな外因を投入する行為をしているだけとなることも少なくありません」。神田橋氏は、こころの仮想性と、からだの現実性、こころのデジタル性と、からだのアナログ性を指摘し、治療はからだの自然治癒力を大事にすることであると述べる。

神田橋氏の指摘は、宗教や哲学や芸術にも及んでいる。「ヒトの歴史上の重大な悲劇は、宗教や倫理やイデオロギーや科学や哲学のつじつまが合ったという思い込みによって引き起こされているのです」「つじつま性を構築するときには必ず、その論理と共存できないファントム界の部分を意識から排除し、無意識化するからです。共存できないものは、反対意見として制御力をもつ文化部分ですから、それが排除されることで、暴走が始まるのです。」だから、「無意識化されている文化を再意識化する作業は、反対意見の物語化です。ファントム内の同属間葛藤、すなわち迷いの創生作業です。芸術は、その機能を荷っています。それゆえ、暴走の準備として、芸術活動を規制する動きが必要であることが、歴史に示されています」と述べる。

人間の救いはからだの声を聞くこと

芸術や自然尊重にこそ人間の救いの道がある。「進化による自由自在性で突き進み、悲劇的結末が必然となってしまったファントムとしての人間にとって、わずかばかりの希望があります。それはファントムが自然としてのからだを尊重し、からだを主役に引き立て、自らは舞台監督となることです」。もし人間に起死回生の希望があるとしたら、「からだの声を聞くことです」と神田橋氏は述べている。

麻酔科医こそはからだを主役にして、自らは舞台監督になって仕事をしている。麻酔科医は、頭（ファントムとしての）ではなく、自らのからだを使って、患者さんのからだの声を聞いて仕事をしている。麻酔科医の世界こそが、起死回生の医療を可能にするのではないだろうか。

しかし、からだの声に集中するのは麻酔中の話であり、その前後の医療では、患者さんのこころの声を聞くこともまた大切なことである。なぜなら、病者の声は、自在性を求めることから離れて、仮想から現実に戻って、人間らしさの中に、こころとからだが一体となって発せられる、心底からの声となるからである。

10

ＮＯのあとはＹＥＳだろう

ＮＯの発見

ラスベガスで開催されたアメリカ麻酔学会で、ノーベル賞受賞者の Ignarro 氏が特別講演を行った。その講演は、「砂漠の中のオアシス」という由来を街の名に持つラスベガスでの「学会の中のオアシス」ともいえるような愉快で癒される講演だった。Ignarro は、ＮＯを知らないものはＮＯであるところのＮＯの発見者である。ＮＯとは Nitrous Oxide の略である。血管内皮から放出されるガス状の物質であり、血管を拡張させる働きがある。ＮＯの発見以後、ＮＯの役割が解明されるにつれ、ＮＯが全身でただならぬ働きをしていることがわかってきた。ＮＯは単に血管を拡張させるだけでなく、脳神経系での情報伝達や免疫系など体中のあちこちで重要な働きをしている。

男性器の勃起もＮＯが放出されて可能になる。勃起は単に血管の拡張に過ぎないといってしまえば味気ないものであるが、実際は強力な局所的血管拡張が男性器に起きているに過ぎない。ＮＯの放出を意識的に調節することはできない。だから血管の拡張も意識的に調節することは通常できない。血管を支配している自律神経系からの信号に応じてＮＯが放出され、血管が拡張する。ＮＯが不足すると十分な拡張が出来ない。十分な勃起ができない。そこでＮＯの作用を増強させようと現れたのがバイアグラである。自律神経の信号は自然現象である。動物は自然現象の営みとして勃起する。しかし、人はいつも自然現象を支配しようとする。勃起を自然現象の一部でなく、人為的現象として操作しようとする。

二人のノーベル賞受賞者

Ignarro のユーモアたっぷりのNO発見物語りやバイアグラ物語りを聴きながら、私は九州大学医学部薬理学の元教授、故栗山熙氏を思い出していた。栗山氏の弟子である鹿児島大学のK氏から聞いた話であるが、栗山氏もまた Ignarro と同じように色的ユーモアたっぷりの人であったらしい。モノの収縮弛緩を研究する人たちに、容姿だけではない何か共通するモノを感じるのだが、それはNOだろうか。

私が循環の研究を始めた頃、栗山氏の教室は血管平滑筋を対象として亜硝酸薬など血管拡張薬に関する研究を精力的に行い、業績を量産していた。ある日、薬理学教室に Furchgott が招かれ、小さな講義室で講演があった。その時、まさかこの人がノーベル賞をとるとは想像もしなかった。Furchgott は、血管内皮由来血管拡張因子（Endothelium-derived relaxing factor: EDRF）を発見した経緯を、失敗から発見が生まれた経緯を、生のデータを示しながら、これまたユーモアたっぷりに話してくれた。その数年後にIgnarroによりEDRFがNOであることが証明されたわけである。

NOからYESへ

二人のノーベル賞受賞者の講演を直に聴けたことは幸せである。彼らの講演はやはりその創造性ゆえに感動があった。実は、同じような感動を覚えたことがある。それは、もう十年以上前の麻酔関連の学会だったと思うが、柳沢正史氏のエンドセリン発見に関する講演を聴いた時である。彼も有望なノーベル賞候補に違いない。彼は、発見した血管内皮由来の血管収縮物質をエンドセリンと命名した。私だったらYanagisawa–Endothelial–SubstanceすなわちYESと名付けただろう。弛緩がNOなら収縮はYESだろう?　YES。YESこそNOを次ぐにふさわしい名前だと思うのだが。

巨大なホテル群が林立し、真夜中はもちろん、夜明けにもまだネオンが煌々と輝き続けるラスベガスという街、オアシスというより富と欲を追求する怪物たちのオナニスティックな街、そんな街に滞在したせいか、私のＮＯも脳もおかしくなったようだ。

11

アメリカ麻酔学会

アメリカ麻酔学会（ＡＳＡ）は毎年一〇月中旬にアメリカの一都市で開催される。全米からだけでなく世界中から一万人以上の麻酔科医が集まり、麻酔科学に関する最新の情報がやりとりされる。広大な学会場や展示場が必要になることから、開催される場所は巨大なコンベンションセンターを擁するいくつかの都市に限定されている。だから毎年出席しても訪れる場所は数カ所の都市に限られてしまい、それ以外の土地を観光したいと思うなら学会の途中や帰路に寄り道するかしかない。

思い出のサンフランシスコ

二〇〇七年のＡＳＡは西海岸に面するサンフランシスコで開催された。サンフランシスコはＡＳＡの開催地としてはオーランドやニューオリンズ（大水害の前まで）と並んで最も頻度が高い都市である。日本から近いしアメリカにしては料理が美味しいし比較的安全でもあり、また気候もいいので開催地として人気がある。ゴールデンゲートブリッジやフィッシャーマンズワーフといった観光名所もあり、有名なワイナリーも近くに多い。また時間があればヨセミテ公園までドライブで行くこともできる。

二〇年以上も前になるが、丁度アメリカ留学中にサンフランシスコでＡＳＡがあり、小さな子供三人を連れて家族で学会に参加したことがある。学会が終わった後、レンタカーを借りてヨセミテ公園まで一泊の旅行に出かけた。たしか数時間のドライブだったと思う。森と巨大岩壁と湖の幻想的な国立公園で桃源郷のような美しさに圧倒された思い出がある。苦い思い出もある。ヨセミテに着いて宿泊所を探したが見つからず、結局バンガローに泊まることになった。私たちは当時ウィスコンシンに住んでいたので寒さには慣れていたがバンガローの一夜は実に寒かった。部屋の中には暖房もなく、一晩中震えて過ごした記憶がある。子供たちだけは凍えないようにとみんなで寄り添って寝たが、眠るにも眠られず、朝の小鳥のさえずりで眠りから目覚めたのではなく、睡眠不足のもうろう状態の中で震えながら鳥たちの鳴き声を聞いていた。あの時ほど鳥たちの羽毛をうらやましいと思ったことはない。

痛みに対する季別治療

学会が開催されたサンフランシスコは年間の気温の変化が少なく、一年中過ごしやすい気候である。その季節を知らないカリフォルニアの地で、今回私は、季節に応じた痛みの治療法を発表した。四季の変化を考慮した東洋医学的なアプローチで痛みを抑えようというものである。東洋人の私たちは四季の違いで生活のスタイルが大きく異なる。体の調子も四季によって変化する。冬眠をする動物ほどには影響を受けないが、春になるとなんとなくわくわくするし、春から夏にかけては旺盛な気分になるし、秋には静かな雰囲気に変わっていく。四季に縁のないカリフォルニアでは季別治療は無縁の治療法かもしれないが、痛みだって体の中で起きているから、痛みの治療法もまた季節で変わって当然だろう。

痛みの治療に東洋医学的なアプローチがあるのは誰でも知っている。漢方薬や鍼灸が痛みの治療で力を発揮することはみんな知っている。しかし医療者の多くは、その効力が西洋医学を補完するものでしかなく、代替医療のレベルに過ぎないと思っている。あくまで治療の中心は科学的思考に基づいた西洋医学にあると信じている。ところが、西洋医学では難治性だった痛みが東洋医学的アプローチで消えることを味わうと、どちらが中心かわからなくなってしまう。どちらが中心かなど問題でなく治ればいいのである。

私たちが当然と思っている科学的根拠を持った痛みの伝達路、すなわち、末梢神経から脊髄を経て視床そして大脳に至る痛みの経路は、あまりに単純化しているのではないだろうか。痛みが予定調和的に、原因‐結果的にこのような回路で意識されるというのは、一つの小さな西洋医学的解釈にすぎないのではないだろうか。われわれの身体には、神経回路や血液循環だけでなく、東洋人がはるか昔に読み取った生命の、気の、流れのようなものがあるのではないか。しかし、現代人はそれを読み取る能力をすっかり失ってしまったために、物質で明らかにできるものしか科学的と呼ばなくなってしまった。たえず変化するいのちの流れは今の科学では読みとれない。科学には客観性という固定点が必要だからである。

科学と非科学の間で

現代人が読み取ることができないいのちの流れをふたたび医療の現場に戻すことで、新しい医療が生まれる可能性がある。それを非科学的として見捨てることはやさしい。

医学は科学という名のもとであまりに物質主義的証拠に依拠してしまった。そのため、人間は機械的に解釈され、なんらかの物質とその属性に還元されてしまった。遺伝子や受容体の仕組みがわかれば人間がわかるかというと全然そんなことはない。ひとつの固定点からの観察でしかない物質主義的生物学や医学では身体や生命の織りなす振舞いは十分にはわからない。痛みもまた物質的機械的解釈だけでは解決しない。

実は、科学の天才アインシュタインは時間と空間の相対性に気づき、見える物質が見えない力と等価であることを読み取っていた。彼が発見した $E=mc^2$ は、物質（m）が光速度（c）によってエネルギー（E）に変換する。アインシュタイン以後は彼の科学を、兵器や医療機器への応用は別として、人間や精神の理解には生かしきっていない。物の理を究める現代物理学だけが、物質の深層を探った結果、東洋の神秘的思想と共通するような世界観を記述している（カプラー著「タオ自然学」）。不確定性原理で有名なハイゼルベルクは、電子の世界ではあるが、位置と運動量を同時に決定することはできず、位置をはっきりさせると運動量が不確かになり、逆に運動量をはっきりさせると位置が不確かになることを明らかにした。すなわち、人間がどの状態を観察しているかは決まっていないし、決めようとすれば他の状態が観察できないことを意味している。

医学医療の使命が、困っている、病んでいる、痛んでいる患者さんを救うことであるなら、科学的だろうが非科学的だろうが、その使命を果たすことが本来の役目であろう。それができる医療を代替医療と呼ぶのは、西洋医学にどっぷりつかったわれわれのおごりなのかもしれない。

サンフランシスコでのアメリカ麻酔学会に出席したあと、私はニューヨークに向かった。グランウンドゼロに立ちたかったからである。

12　昏睡（Coma）

アメリカ大陸横断夜間飛行

アメリカ麻酔学会に夕方まで出席した後、サンフランシスコ空港午後一〇時三〇分発の飛行機でニューヨークに向かった。翌朝七時前にケネディ空港に到着予定である。研究仲間四人の旅で、ニューヨーク訪問のおもな目的はある著名な研究者と会うことである。西海岸から東海岸までアメリカ大陸を横断する数時間の夜間飛行であった。こんな時間に飛行機に乗る人は少ないだろうと思ったらとんでもないことで、機内は仕事人風の人たちで満席であり、通勤列車ならぬ通勤飛行機なのかも知れないと思ったりした。

ニューヨークで朝から夕方まで仕事をした後、ふたたび夜間飛行で西海岸に帰る人もいるのだろうか。夕方六時に出発すれば今度は時差の関係で、午後九時頃には帰り着くことが出来る。そんな生活をしている人がこの国にはきっといるはずだ。家はカリフォルニアの豪邸、仕事場はニューヨークのマンハッタンという資産家あるいは投資家がきっとこの国にはいるだろう。そういう人はしかし、ファーストクラスだろうから私の周りには坐っていないし、いや自家用ジェット機を使っているかもしれない。

そんなことを考えて私はなかなか眠れなかった。まだ日本との時差が修正されておらず眼がさえて仕方がないので、Robin Cook の Crisis（危機）という本を読んでいた。コマツグミ料理の危機、ではなく医療者の危機について書かれた小説である。往診した患者の死をきっかけに医師が医療訴訟に巻き込まれる。その訴訟が始まるというところで、丁度、飛行機の中では朝食らしき料理が配られた。アメリカ料理には食傷していたので、これだけは日本製とさほど味が変わらぬトマトジュースだけを頼んだ。

大柄な中年のスチュワーデスが無愛想にテーブルに置いてくれたのはもしかしたらブラディー・メアリーだったのか、それとも日本時間が夜に近づいたのか、トマトの優しい味に抱かれていつのまにか私は眠りについていた。

Robin Cook の Coma

夢の中で私は蝶になった。アメリカ大陸ではなく日本列島上空を千キロ以上も移動するというアサギマダラになっていた。高度一万メートルの上空で胡蝶の夢ならぬアサギマダラの夢を見ていた。手の中の Crisis はそのままに、次第に Coma の世界に陥っていた。周りから見れば昏睡だが、本人は夢の中で蝶として覚醒していた。覚醒していた蝶が私か、昏睡しているヒトが私か。覚醒状態の方が昏睡状態より意識レベルにおいて明晰であるのは明らかであるから、蝶の覚醒がヒトの昏睡より明晰であるのは間違いない。蝶は上空を舞いながら、いつのまにかどこかの部屋に迷い込み、空中で静止し、そして昏睡している人間の姿に変わった。

小説家Robin Cook（ロビン・クック）のデビュー作はComa（昏睡）であり、映画化もされたので覚えている方もいるだろう。ある手術室で麻酔から醒めず、昏睡に陥る患者が続発するというストーリーだった。麻酔事故に見せかけた犯罪であり、それに疑問を持った女子医学生が真相を追おうとするが、犯罪者組織がそれを妨害する。昏睡状態の患者が何人も宙づりにされている研究室の異様な光景がまだ頭に残っている。蝶のように患者たちが宙に漂っている。静止したまま動かずに。まるで博物館に蒐集されている蝶の標本みたいに。そして、大陸横断夜間飛行のアサギマダラの夢の中のように。

ロビン・クックは、今はフロリダに移り住んでいるとCrisisには書かれているが、もともとボストンにあるマサチューセッツ総合病院の眼科医である。Comaは一九七七年に出版されており、医師の手による医学サスペンスの草分け的な小説ともいえる。日本でいえば、精神科医の帚木蓬生（ははきぎ・ほうせい）の「白い夏の墓標」が一九七九年に出されており、ほとんど同時期に日米で本格的な医学サスペンス作家が誕生したことになる。しかし、二人の作風は大きく異なっている。ロビン・クックは先端医療と文明社会の諸問題への幅広い関心とストーリー展開の見事さに長け、帚木蓬生は現代医療の潜在的危機意識と自然描写と人間愛において優れている。それは日米の精神風土の違いにも起因するものであろう。また、眼科医と精神科医の視点の違いにも影響を受けているであろう。

ロビン・クックはComa以来数多くの医学関連のミステリー小説を出している。Vital Signs, Harmful Intent, Acceptable Risk, Fever, Toxin, Shock, Seizureなどという作品が並び、麻酔科医の食指をそそりそうな名前が並んでいる。しかし、実際は、Vital SignsやShockも麻酔科医が使う意味では用いられてはおらず、Vital Signsは「妊娠徴候」、Shockは「卵子提供」と日本語訳されている。麻酔科医が使うVital Signsの意味は、血圧や脈拍や呼吸数などの生命徴候のことであり、それを期待して読むと少々がっかりする。たしかに妊娠徴候も生命の兆候ではある。これまであまり気にしてはいなかったが、Sign にしるし（徴）ときざし（兆）の両者の意味があり、どちらともとることができる。麻酔科を学ぶ学生にバイタルサインについて述べよという質問をして妊娠徴候を答えた学生はこれまで当然×（バツ）にしただろうから、そんな学生には申し訳ないことをしたことになる。今度からは周術期のバイタルサインについて述べよと言わなければならない。バイタルサイン研究会というのがあるが、それも妊娠徴候について研究する会でもいいわけだ、などと夢うつつではとりとめもない話になってしまう。

純笑気吸入という麻酔事故

Coma は三〇年以上も前に出された本であるが、麻酔から醒めない事故が一病院で連続することが発端となっている。つまり、サスペンス小説とはいえ麻酔から醒めないことが決してあり得ないことではないという設定であり、麻酔の安全がまだ確立していなかった当時の麻酔事情を反映してもいる。日本でも三〇年以上前は、麻酔から醒めないまま昏睡状態に陥った患者が今よりはるかに多かった。とくに、私が麻酔科医になる前の麻酔事情で最大の問題は純笑気事故であり、それにより多くの患者が死亡したり、昏睡状態に陥ったりしたと思われる。

それは麻酔の歴史では触れられたくない悪夢のような過去の出来事である。手術は成功しましたが麻酔から醒めるときに原因不明の心停止に陥りました。まったく予期しなかったことで特異体質としか考えられませんというような説明で処理されたのかもしれない。当時、麻酔をしていたのは麻酔科医とは限らず、麻酔科医を含めた医師あるいはもしかしたら看護師だったかもしれない。笑気（亜酸化窒素）を切るべきところを間違って酸素を切った。そのため笑気ガスのみを吸入させることになり、数分後に患者さんは低酸素脳症から死亡や昏睡に至った。一九七八年ごろから麻酔器に安全装置が付き始め、今ではそのような人為的ミスは起きないような安全装置（フェイルセイフ）機構がどの麻酔器にも付いている。

純笑気事故で亡くなった患者さんが最後に脳裏に見たのは何だったのだろうか。どんな声を聴いたであろうか。麻酔から覚醒しつつある中、突然に純笑気を吸入させられたとき、どのような意識状態にあったであろうか。高濃度の笑気が苦しみをとるせめてもの麻酔効果を発揮してくれただろうか。しかし、笑気の麻酔作用は弱く、一〇〇％を吸っても手術ができるほど麻酔が深くないことが分かっている。つまり、苦しみをとるほどの麻酔効果は笑気には期待できない。もちろん笑いの力も無力だっただろう。ただ急激な低酸素血症がただちに意識を奪うだろうから、いわゆる外界意識は一瞬のうちに消失したと思われる。その昏睡の一刻に母の姿は現れただろうか。子供の声は聞こえただろうか。せめて、胡蝶の夢か、それとも来迎の光が現れてくれたものと信じたい。そんなことを考えながら、夢か現実かよくわからぬまま、まどろんでいたら、突然、大きな揺れが起き、ハッと覚醒した。そして、「ただいまニューヨーク、ＪＦケネディ空港に着陸しました」というアナウンスが聞こえた。同時に窓の外から朝の光がまぶしく差し込んできた。

13 グラウンドゼロ

米国の車社会

ケネディ空港からニューヨークの市街地に至る道路は通勤の車で混雑していたものの、流れは比較的スムーズであった。午前八時過ぎというと日本の大都会では大渋滞が起きる時間であるが、アメリカ人は早起きなのか、ハイウェイも一般道路も意外に空いていた。アメリカは車社会といわれる。この国ではほとんどの人が車を持っており、特定の地域やよほどの人でないと、車なしではまともな生活を送ることができない。車で買い物に行き、車で食事に行き、車で仕事に行き、車で遊びに出かける。

車で移動するには、車のための道が必要である。だから、この国は道路にしっかりと金と労力をかけている。ハイウェイはときに五車線以上もあるし、一般車道も道幅が広く、市街地はブロック化されて直線道が多い。また多くが一方通行になっており車がよく流れるように工夫されている。なによりも高速道がただで日本みたいに高額の料金をとらないのがいい。この広大な土地に散らばって生活している人々にとって、車と車のための道は不可欠である。アメリカの町と人々は国内を縦横に走る車道で結ばれているともいえる。

グランウンドゼロへ

ニューヨークでの午前中の仕事（痛みの研究打合せ）を終えて、タクシーで世界貿易センター跡地に向かった。タクシーの運転手にグラウンドゼロの記念碑のところに連れて行ってもらうように頼んだ。しかし、タクシーを運転していた黒人が「ここで降りて歩いていくしか道はない」と言って、私たちを半ば強制的に降ろしたのは、ビル建設の工事現場につながる道であった。つまり、彼は私たち四人を、四人ともネクタイにスーツ姿であったが、工事現場にふさわしい人間と判断したのか、それとも、一方通行の道を遠回りして記念碑の前まで連れていくのが面倒くさかったのか、どちらかであった。たぶん後者だろう。一方通行は車の流れのために一方的に作られているが、ときにそれは人の自由な流れに不自由を強いる。私たちは仕方なく工事現場のぬかるみ道を歩いて渡り、遠回りして世界貿易センター跡地の正面に向かった。グラウンドゼロはマンハッタンのビル街のなかに巨大な空白を生み、山に囲まれた湖のように静まりかえり、ゆりかごのようにゆっくりスウィングしていた。

グラウンドゼロとは爆心地のことである。だからこの地をグラウンドゼロと言っていいのかわからない。原爆とジェット機を比べることは所詮できないことである。広島や長崎を破壊した原爆の被害に比べれば、二機のジェット機による被害は微々たるものである。一瞬にして何十万の人間が被災した原爆に比べ、何千人の人間が下敷きになった巨大ビルの倒壊は、規模からいって問題にならないくらい小さい。とはいえ、グラウンドゼロに立つと、なんともいえない感情が湧いてくる。人間の業と罪の大きさの前に跪かざるをえない。

9・11の日

あの日、九月一一日、その時間に、私は麻酔を終えて、車で病院から帰宅途中であった。丁度、病院のある相模原市から自宅のある町田市に入ったところでラジオのニュース速報が流れた。世界貿易センターで火災が起きているというニュースだった。家に着いてすぐテレビのスイッチを入れると、高層ビルに煙が上がっていた。ビル火災が丁度画面に映されている時、ツインビルのもう一方のビルに飛行機が近づき、突然ビルの中に機影が消えた。同時に赤い炎が上がった。その後の状況は、ご存じの通りである。まもなく、巨大な高層ビルが跡形もなく崩壊してしまった。その様を、世界中のテレビで同時中継の画面の中に世界中の人々が目撃することになった。高層ビルがこのような格好で、まるで砂の城が崩れるように、脆くも崩れ去るなどということを誰が想像しただろう。世界を代表する超高層ビルの建築物がたった二機の飛行機の体当たりで全滅するなどということがあり得るということを誰が予想しただろう。しかし、これらを計画し、計算し、予定通りにいったとほくそ笑んでいる人たちがいたのである。彼らにしても、たとえ計画通りだとしても、崩壊するビルの中にいた数千の人間の魂の行き場は予想できなかっただろう。ビルの残骸のなかにどこにも逃げ場を見出すことができなかった魂たちは、このグラウンドゼロの中空に漂って、ここでいつまでも眠り場を探しているような気配がした。

目醒めない眠りへの祈り

グラウンドゼロの地で、一人の老人がコンクリートの床に寝そべってフルートを吹いていた。スティーブン・フォスターの曲のようだった。優しい音色が響いていた。アメリカのこころを失うなと彼は吹いていた。眠り場を探してさまよっている魂たちにララバイを聴かせているようだった。私はポケットから一ドル紙幣を取り出し彼に渡した。彼は私に一枚の紙をくれた。それには次のように書かれていた。Human spirit is not measured by the size of the act but by the size of the heart.

グラウンドゼロのすぐ向かいに小さな墓地がある。墓地の近くには古い教会が建っている。教会からの祈りの声が届くのだろう。墓地に眠る人たちの上には、静かな安らぎの時間が流れている。眠りには祈りが必要である。人には醒める眠りと醒めない眠りがある。醒めない眠りには祈りが必要である。それは、ひとりの人間の祈りではなく、連帯の祈りであり、許し合う祈りであり、希望の祈りである。それによって、永遠に眠る人たちが安住の地を得ることができると同時に、生きて祈っている者たちも、眠りから永遠に醒めることのない者たちから無言の霊性を受け取ることができる。

14 千の風

永遠の眠りと覚醒

ニューヨークの世界貿易センタービル跡地はグランウンドゼロと呼ばれている。富と繁栄の象徴であったツインビルは今そこになく、空白だけが残っている。聳えていたビルは消え、ビルの中にいた人たちの生命も消えた。生きている人たちの記憶のなかにしか今ビルはなく、家族や友人の記憶のなかにしか死んだ者たちは存在しない。死んだ者たちはどこにいったのか。彼らはどこに眠っているのか。永遠に醒めることのない眠りをどこでどのように眠っているのか。

村上春樹の小説に「眠り」というタイトルの短編がある。何日も眠ることができない主人公の女性が、「眠りというものを死の一種の原型として捉えていた。つまり私は眠りの延長線上にあるものとして、死を想定していたのだ。死とは要するに、普通の眠りよりはずっと深く意識のない眠り─永遠の意識のない眠り─永遠の休息と思っていた」が、「死とは、果てしなく深い覚醒した暗闇であるかもしれない。死とはそういう暗黒の中で永遠に覚醒しつづけることであるかもしれないのだ」と思う。

死は眠りの延長としてあるのではなく、永遠の眠りとして死があるのではなく、反対に、死は永遠の覚醒ではないかというのである。「死ぬということが、永遠に覚醒して、こうしてじっと暗闇をみつめていることだとしたら」、なんと怖いことだろう。一七日間、一睡もできない主人公の女性は、「それは死んでみなければわからないのだ。それはどんなものでもあり得るのだ」と激しい恐怖に襲われる。もし、死の直前の心持ちの違いで永遠の眠りか覚醒かに分かれるとしたら、どんなにつらい覚醒だろう。安寧の中の死は永遠の眠りを、驚愕の中の死は永遠の覚醒をもたらすとしたら、ビルの中にいた人たちはどんなに深い暗闇を覚醒していることだろう。

千の風になって

9・11追悼式典の中で、「Do not stand at my grave and weep」という詩が朗読された。いまでは「千の風になって」という新井満の歌詞のおかげで日本でもすっかり有名になった詩であるが、かつて御巣鷹山の日航機墜落事故で亡くなった坂本九の葬式でも永六輔氏によってこの詩が朗読された。その詩の中に、「I am not there, I do not sleep」という一文がある。新井満は、「そこに私はいません、眠ってなんかいません」と訳した。そして、それに続く「I am in a thousand winds that blow」を「千の風になってあの大きな空を吹きわたっています」と訳した。

この詩は死んだ者からのメッセージである。死んだ私は眠っていない、眠らないのですと言う。死んだ者は、永遠の眠りについたのではなく、風となって、千の風になって、いまここで吹き渡っている。グラウンドゼロは、ゼロ地点であり無の地点であるが、爆心地として巨大な風を巻き起こす。実際に、9・11のあと世界中に報復の風が吹き渡った。そしていまもその風が止むことはない。グラウンドゼロにいた人たちも、ゼロの地点に眠り続けるのではなく、無からも風が生まれるように、千の風として生まれ変わって吹き渡っている。爆心地の風は、憎しみの風を生んでしまい、憎しみの連鎖の風となって、悲しみを増幅させながら、吹き渡っている。しかし、死んだ者たちの風は、「Do not stand at my grave and cry」というように、生きている者たちに悲しむなかれと吹いている。墓にしがみつくことなく、過去にとらわれることなく、悲しみを増幅させることのないように、死んだ者たちは、千の風となって吹いているのである。死んだ者たちは、深い暗闇を見つめながら永遠に覚醒しているのではなく、千の風として大空を流れ、万の気として私たちを包み、私たちとつながっているのである。

セントラルパークを走る

夕日に染まる雲の下で風に吹かれながらグラウンドゼロにしばらく佇んだあと、私たちはホテルに向かった。セントラルパークに近い小さなホテルだった。小さくて古いホテルだったが、宿泊代が驚くほど高いため、二つの部屋を四人の男で分け合うことにした。ベッドがダブルでなくてよかったが、そんなに親しいわけでもない男二人でツインの部屋に同室するのも落ち着かないものである。ベッド二つの間は三十センチしかなく、窓の横に組み込まれたエアコンの音がうるさくてかなわない。設備は二流以下だが、料金は新宿や東京駅周辺の一流ホテル以上である。ハーレムやブロンクスあたりなら安いホテルもあるのだろうが、これは身を守るための安全代だと納得して泊まることにした。学生時代なら男二人の相部屋は当然だったが、最近は男同士で相部屋をした記憶がなく、中年男性二人だけのある意味で新鮮な夜だった。

新鮮な気分をそのままに、早朝に目覚めた私はひとりセントラルパークをランニングすることにした。実はニューヨークに来てもっとも重要な個人的用件は、世界でもっとも大きいといわれる公園、ニューヨークマラソンのゴール地点でもあり、世界の臍でもあるこのセントラルパークを走ることだった。朝靄の公園には、すでに多くのランナーと自転車乗りとローラースケーターがあちこちに見られた。私は、デジカメをもってゆき、まずは公園入口付近を写した。緑の公園は、眠りから醒めた木々や花々や鳥たちの喜びで溢れている。眠りも覚醒もやはり緑の中がいい。セントラルパークにはいくつかの池がある。大きな湖もあり、沼もある。それらの周りを千の風に乗って私は走った。巨大な公園が巨大な墓地のように静かだった。風に誘われるように時間を忘れて走った。気がつくとどこにいるのかわからなくなっている。時間もわからなくなっている。さて、ここはどこだろう。前後に左右に道はあるが方角がわからない。とうとう迷子になってしまった。

地図は持っていなかった。だが、右手にデジカメがあった。そうだ、最初に公園入り口で撮った写真を見ればわかるかもしれない。わたしは、記憶させていた写真を再生し、公園入り口の画像の背景に高層ビルを発見した。そして、いま立っている周りを見渡すと同じ姿のビルがかなたにあるのに気づいた。そのビルを目安に私は走り、ホテルへの出口を捜すことができた。記憶のなかにあるビルも役立たせることができる。しっかりと記憶を保存させておけば役立たせることができる。記憶の中にある世界貿易センタービルだって忘れることがなければ役立たせることができる。だったら、記憶の中にある死んだ者たちだって、千の風になっているとはいえ、忘れることさえなければ、私たちの大きな力になってくれるだろう。

15 再生のための休息

秋は自然が休息に向かう時期である。樹木は紅葉し落葉する。果実は熟し地に落ちる。動物は繁殖を終え、戦いを終え、旅を終え、冬眠の準備を始める。秋は自然界の生き物たちが生命活動を発散から収束へ、消費から蓄積へ、外向から内向へ次第に変化させていく季節である。ただ人間だけは自然の推移に抗して秋の季節にもういちど活性化しようとする。人間にとって秋はスポーツの秋であり、芸術の秋であり、食欲の秋であり、読書の秋である。そしてまた、学会の秋でもある。

先日、サンフランシスコで開催されたアメリカ麻酔学会（ＡＳＡ）に出席した。例年出席している学会であるが、今年はいつもとなにか違うものを感じた。例年の活気が薄らいだように感じたのである。二日目からの参加だったし最後までいたわけではないから、学会全体を見通しての感想ではない。広い敷地にある学会場で、ホールや会議室もあちこちに分散していたし、今回の私の行動範囲はポスター会場とエグジビションにおおむね限られていたから、細かな学会観察を通しての印象ではない。わたしの知らない場所で十分に盛り上がっていたのかもしれないし、今回出席しなかったリフレッシャーコースやワークショップ、シンポジウムでは例年通り聴衆で溢れていたのかもしれない。しかし、学会の醸し出す雰囲気というものがあり、それがどうも停滞あるいは後退しているように思われたのである。まるで、自然の推移に同化するように、四季のないカリフォルニアでの学会であるにもかかわらず、秋に行われたこの学会に秋風が吹いているように感じられたのである。

それはとくに演題発表の場で顕著に現れていたように思う。ポスター会場にはいくつかの欠落が見られた。それは丁度、9・11の直後のASAの光景を思い出させた。発表内容も以前と比べて全体的に見れば質の低下が目立っていた。それは演題採択率にも現れている。以前はＡＳＡの演題に採択されることはちょっとした勲章あるいは誇りであり、麻酔関連の研究目標の一つでもあった。しかし、今回の演題を見る限り、よほど欠点がない限り採択する方針に変えたのではないかと疑いたくなるようなものも見られた。

なにが変わりつつあるのか。米国の麻酔科医の意識が変わりつつあるのか。いわゆる麻酔科学の研究が飽和曲線の上屈曲点にさしかかっているのか。それとも、私の感度が鈍ったせいで場の雰囲気を読み違えているのか。

学会のあと、ニューヨークに立ち寄りグラウンドゼロを訪れた。世界貿易センター跡地に今、新しいフリーダムタワーが建設中である。人間は栄光を求める。いつまでも繁栄を求める。敗北がさらに繁栄への道を狂信させる。しかし、自然が休息するように、人間も富や安楽や効率を追求し繁栄を求めつづける季節から、そろそろ休息の季節へ向かってもいいのではないだろうか。休息することで、真の成長に不必要なものを剥ぎ取り、限りない欲望の連鎖を断ち切り、生まれ変わることができる。自然が行う秋の休息は再生のために不可欠なものであるはずである。

16 クローズアップされる性差医療

性差が薄れ行く社会

近ごろ、男性と女性の違いがわからなくなりつつある。街を歩けば男性が化粧やピアスをし、路上で女性たちがあぐらを組んで「オレお前」と話している。高校生の男子が女子に「蹴りたい背中」を見せ、二十歳の女性が「蛇にピアス」を書いて芥川賞をとっている。すでに男性や女性はかくあるべきだというような規範はほとんど崩壊していると言っていい。世の中の風潮として性的差違が希薄になり男女性が混在化しつつある。そのうち、公衆トイレも男女別がなくなってしまうのではないかといらぬ心配をするほどだ。

性差を考えてこなかった医療

一般社会における男女性の混在化あるいは均一化と逆に、医学の世界では最近性差がクローズアップされている。「性差医療」という本（編集：天野恵子、真興交易医書出版部　二〇〇五）も出された。しかし、もともと医学や医療においては性を区別せず均一化して考えることの方が多かった。男女間の相違は疾患や生死という枠組みでは小さな相違であると軽視されがちであった。学会の治療指針なども男女差を考慮に入れずに、主に男性優位な根拠で作られた指針を掲げてきた。

例えば、総コレステロールの正常値は220 mg/dl以下となっている。総コレステロールの上限値は220 mg/dlで、それ以上の人は注意が必要だとされ、病院でコレステロールを下げるための薬が処方されたりする。しかし、その時に男女差が配慮されることはなかった。実は、この値は男性の三〇歳から五〇歳までの人には当てはまるが、女性では当てはまらないことがわかっている（前出の「性差医療」より）。同年齢の女性では総コレステロールが280 mg / dl 以上にならないと心筋梗塞などのイベントが高まることはないし、五〇歳から六二歳の女性では総コレステロール値によりイベント発生が増加する現象は観察されていない。220 mg / dl 以上を治療の対象にすると、女性の大半が治療対象となり、スタチン系薬物が使われることになる。欧米では総合的な判断がなされて薬物投与は一応慎重になされているが、日本では性差を意識しない単純な医療がはびこっており、製薬会社の手先的な無差別の薬物治療がなされている。

性差医療の登場

最近、疾患の発生率や治療の効果が性差によって異なることがわかってきた。循環器疾患における性差については心血管病変の発生に関する女性ホルモンの役割という観点から取りあげられることが多い。エストロゲン受容体が心臓や血管に存在することが明らかになり、臓器の形成や機能にエストロゲンが多彩な影響を及ぼすことがわかってきた。エストロゲンは抗動脈硬化作用を持ち、心筋肥大化抑制作用を持っている。だから、閉経前の女性は虚血性心疾患発症率が低い。逆に閉経後の女性は、それまで保護的に作用していたエストロゲンの枯渇によって、心血管系疾患の危険因子が増大する。性差医療を治療面に生かして、閉経女性の心不全治療に女性ホルモン補充療法が効果的であるという報告もある。

実は、閉経後の女性で総コレステロールが上昇するのは、女性ホルモンで守られていた体をウイルスや癌の発生から自ら守るためである可能性も指摘されている（前出の「性差医療」より）。コレステロールの上昇は自己防衛的な生理現象である可能性がある。それを意識しないで総コレステロール値を下げようとする医療は、閉経後の女性に対する過剰で差別的な医療ともいえる。

男女の差を意識する医療

男女の表層的な混在化が進む中、医療は性をより意識するようになった。ただ個人的に言えば、私はかつても今も男女を意識して医療を行っている。その意識はちがう意識でしょうと言われるかもしれないが。もともと人間の本性として異性への憧憬があり、それは失われることはないだろう。お互いに欠けたものを求めることが調和であり、「合い」すなわち愛である。もしかしたら、その欠落を埋めるために最近の若者たちは自ら異性化し自らの中で不均衡を合わせているのかもしれない。

17

麻酔の歴史

一日一年は矢のごとく過ぎ、次々と過去が積み重ねられていく。百数十億年の宇宙の歴史や何十億年の生命体の歴史からみれば、私たちの一生やこの一日一年など何ほどもない時間である。しかし、積み重ねる側からの一日一年を、何かを生成するための時間として、それができる一個の生命体として貴重なものにしたい。医学の歴史も日々の積み重ねによって生成し、人々のたゆまぬ努力によって発展してきた。

麻酔——歴史の始まり

近代麻酔の歴史は一九世紀に始まる。一八〇三年のモルヒネの抽出。一八三二年のコデインの精製。一八四四年の笑気ガス吸入による抜歯の治療。一八四六年のエーテルによる全身麻酔。一八四七年のクロロホルム麻酔。一八八四年のコカインによる伝達麻酔。一八九八年の脊髄麻酔。このように一九世紀は鎮痛薬や麻酔法の開発の歴史として画期的な世紀であった。なかでも、一八四六年に全身麻酔を初めて成功させたモルトン（Morton WTM アメリカ）の業績が光っている。モルトンは二七歳の時、エーテル麻酔の公開実験をマサチューセッツ総合病院で行い成功をおさめた。その様をリーク（Leake CD）は長詩に描いている。その一部を紹介する。

“Letheon ： The Cadenced Story of Anesthesia”

／／これまでは、外科医のメスが近づくと患者を押さえつけるために

いつも四人の屈強な男たちが必要だった。

阿片やジンを飲んで朦朧としながらも
患者は痛みに叫び、苦悶にうめき、
苦痛の痙攣と闘わねばならなかった

／／

モルトンが患者アボットの口元に吸入器を近づけると
アボットは静かな息をして眠りに落ちた
モルトンは外科医のワレンに告げた
「さあ、患者の準備ができました」
ワレンがメスを入れ腫瘍をすばやく切除すると驚きの沈黙が走った
そこにはいつもの悲鳴はなく暴れることもなかった
ただ静かで優しい息づかいが平安な眠りとともに残されていた
沈黙のなか畏敬の念を持ちつつ
彼らは「痛みの死」を目撃しそれを確信した

ワレンが言った

「皆さん、これはまやかしではありません」

血液が拭き取られるとアボットが目を覚ました。

モルトンがどんな気持ちだったかと彼に訊ねた

すると彼はぼんやりとしながら何も覚えていないと答えた

リークは、全身麻酔の成功を「痛みの死」と表現した。以来、吸入麻酔法が世界中に普及し、それ以後の全身麻酔の礎となった。モルトンの墓碑には次のような言葉が刻まれている。

“Before Whom, in All Time, Surgery was Agony ; By Whom, Pain in Surgery was Averted and Annulled ; Since Whom, Science has Control of Pain.”

「彼以前は常に、手術は苦痛だった。彼により、手術の痛みは消えて無くなった。彼以来、科学は痛みをコントロールできるようになった」。

わが国の麻酔の黎明──華岡青洲

わが国では、一八〇四年に華岡青洲が通仙散を用いて乳癌手術を成功させた。青洲の麻酔の場面は「乳巌治験録」に短く書かれている。

「乳巌治験録」

／／然尚乳巌不治待後之君子云／／嗚呼痛哉古今患之而死者何限／／君實百試之之志則以我療乳巌／／朝服我麻沸散少頃正気恍抗呼不識人事終身广痺不覚痒痛

乳がんは不治の病とされている。

昔も今も痛みに苦しみながら死んでいく患者が後をたたない。

試行錯誤の末、私は乳がんの治療をここに実施することにした。

朝、麻沸散を投与すると、しばらくして患者は意識を失い呼びかけても応答が無くなった。

全身が麻痺して痛みを感じなくなった。

青洲は漢方薬の調剤に苦心を重ね、ついに麻酔を成功に導くことができた。モルトンより四〇年も早い全身麻酔の成功だった。しかし、青洲の成功は麻酔の歴史の一ページには違いないが、歴史の積み重ねの端緒には至らなかった。それは、鎖国の影響もあって情報が世界へ伝わらなかったこともあるかもしれないが、通仙散には手術に用いる麻酔薬として大きな限界があったからである。なんといっても散剤、つまり飲み薬であることが麻酔薬として決定的な欠点をもっている。経口的に投与された麻酔薬は効き始めるまでに時間がかかる上、眠ってしまうと途中で追加するわけにもいかず、また、効きすぎたからといっていったん飲んだ薬は体から取り出すことができない。麻酔の副作用が現れても飲んだ後ではどうにもならない。麻酔薬には手術の痛みに耐えるだけの強い麻酔力を持つことと、麻酔の深さを途中で細かく調節できることが求められる。また、大きな副作用が現れて身体を害することがあってはならない。実は通仙散の限界を青洲自身が一番よく知っていた。だから、弟子たちにも十分な知識と経験なしに使用することのないように諭し、また他人に勝手に流布することを禁めた。散剤の微妙な配合と投与量の加減は青洲の長年の経験によって究めることができたが、麻酔が痛みをとるかわりに生命を危険にする行為であることを青洲は身を以て経験していた。青洲が大切にした信条に「活物窮理」がある。個々の患者に見合った麻酔を安全に行うためには、生命体の活きている仕組みを理解すること、すなわち活物窮理なしには達成することができないことを青洲はよく知っていたのである。

エーテルから現代の吸入麻酔薬へ

モルトンも麻酔を成功させるために準備と努力を重ねた。とくに液体であるエーテルを適切な濃度に気化させるための器具を自分で工夫して作成し、手術に適した濃度に調節することに成功した。彼の場合、通仙散のように薬の微妙な配合に苦心する必要はなかったし、吸入させれば麻酔作用がすぐ現れ、吸入させる量を途中で調節することもできた。エーテルは麻酔薬に求められる麻酔力と調節性という点ではるかに通仙散より優れていた。しかし、現在使用されている吸入麻酔薬に比べると、エーテルはこれらの点ではるかに劣っている。エーテル以後は強い麻酔力を持ちながら、調節性がよく、そして副作用の少ない麻酔薬が次々と開発された。同時に吸入濃度を正確に微調整することができる気化器が製品化された。

現在、揮発性の吸入麻酔薬として使用されているのは、セボフルランとイソフルランの二種類である。これらの麻酔薬と精密な気化器のおかげで私たちは昔とは比べものにならないくらいスムーズに麻酔をすることができる。しかし、麻酔力がきわめて強いこれらの麻酔薬は吸入する濃度を〇・一％から五・〇％の狭い範囲で細かく微妙に調節する必要がある。ある患者さんでは三％の吸入濃度でも麻酔が不十分なこともあれば、ある患者さんでは一％の濃度でも強すぎて血圧が保てないこともある。麻酔科医は、患者さんごとに異なる抵抗力や生命力を見極めながら、患者さんの状態に合わせて麻酔の調節を行っている。麻酔科医は患者さんが眠っている間に眠りの調節だけでなく生命の調節を行っているのである。

モルトンや華岡青洲が麻酔に成功してから、すでに約二世紀が経過している。はたして、モルトンの墓碑が語るように科学は痛みをコントロールできるようになったのだろうか、青洲の信条であった活物窮理が達成できたのだろうか。いや、歴史の積み重ねにも関わらず、今でもそれらが麻酔科医の重要な課題であり続けている。「痛みからの解放」と「生命制御」、それは「神の領域」であるかもしれないが、麻酔科医はその叶わぬ願いを日々追い求めている。

18

麻酔の安全

麻酔には徹底した安全が求められる

麻酔は手術中の患者の痛みをとることから始まった。そして、麻酔の歴史が示すように、麻酔による痛みの除去と引き替えに患者さんの生命が脅かされた。痛みは人が生き抜くために欠かせない警告信号であり、それを取り除くことは生命を危険にさらすことを意味している。麻酔により痛みが失われるだけでなく、呼吸や血圧を維持調節する機能も失われる。だから麻酔には生命を維持するための監視と管理が要求された。

麻酔中は痛みに対する生体反応や痛みをとることに伴う様々な全身的変化に適切に対応する必要がある。だから麻酔には生命維持のための全身管理が欠かせないものとなった。手術は傷を治したり、腫瘍を取り除いたり、血管をつないだりすることを目的としているが、麻酔は手術を受ける患者さんの生命の安全を目的としている。だから、麻酔には徹底した安全確保が要求されるようになったのである。

われわれの先達は麻酔の安全のために血の滲むような努力を重ねてきた。それにより この数十年の間に麻酔と麻酔科学は飛躍的に進歩した。外科や内科の数十年も目をみはるものがあるが、患者さんへの貢献度という意味では、麻酔および麻酔科学の進歩の意義は勝るとも劣らないのではないか。例えば、欧米での麻酔による死亡率はこの五〇年間に一〇〇〇人に一人から一〇万人に一人へと一〇〇分の一に減少している。患者の総数が格段に増加しながら、しかも死亡率が一〇〇分の一に減少した医療分野が他にあるだろうか。あるとしても小規模を対象とする医療ではなかろうか。結核などの感染症も劇的な死亡率の減少をもたらしたが、疾患そのものの総数が劇的に減っている。麻酔が対象とするのは年間に世界中で何千万人が相手であり、しかも手術対象疾患は増え続けている。だから、麻酔による死亡率低下は人類に計り知れない貢献をもたらしているといっていいだろう。

わが国の麻酔による医療事故

わが国の麻酔による死亡率を正確に把握することはできないが、日本麻酔科学会が毎年行っている麻酔関連偶発症調査によると、麻酔による死亡率は一〇万例に約一〜二例ということになる。この数字は欧米と変わるものではなく、麻酔の安全はわが国においても達成されつつあるように思われる。しかし、この解釈には注意が必要である。本調査は日本麻酔科学会の認定病院だけに限られており、大部分が麻酔専門医のいる中大規模病院の統計である。だから、日本の麻酔の現状をそのまま示しているとは決していえない。麻酔科医以外の医師が相当数の麻酔を担当しているわが国の麻酔の実態はどうなのか。この点での日本の情報開示はまだ十分ではない。患者さんは、麻酔をだれがするのか、意識なき自分を監視してくれる麻酔科医がそこにいるかどうか知らずに麻酔を受けている場合も結構多いのである。

医療事故全体からみると、麻酔専門医のいる手術室での事故は、それ以外に比べると格段に少ないといえるのではないだろうか。たとえば少し古いデータではあるが、消化器内視鏡学会の調査によると、内視鏡検査や治療に際して約一六〇〇件に一件の割合で予想外の事態が発生し、一九八八年から一九九二年までの五年間で二二五人の患者が死亡している。これは、胃カメラなどの操作に伴う苦痛をとるために、鎮静薬を投与することで患者の呼吸が危険に曝されることを意味している。患者さんは意識を失い、麻酔に近い状態に陥るが、その患者さんの安全を確保するための監視と対策が不十分なまま、医療行為が行われていたためである。

麻酔の安全と医療の安全

麻酔の安全は医療の安全に根底でつながっている。麻酔を安全に行うということは、責任をもって患者さんの生命を見守る人がそばにいるということである。医療を安全に行うということも同様であり、医療者が責任をもって患者さんの生命を見守る仕組みを確保するということである。なにより医療者は病気や医療によって生じる生命の危険を減らし、可能な限り危険を回避する知識と技能と心を持たなければならない。

麻酔薬を用いる際には、麻酔科医は患者さんのそばにいて患者さんの反応を見ながら量を調節し、揺らぐ生命を安定化させようとする。問題は麻酔薬が麻酔科医の手を離れて、一般の医師が安易に麻酔薬を使い出したことにある。それを可能にさせたのは超短時間作用性で切れ味のいい、副作用の少ない麻酔薬が開発され利用できるようになったことにあるが、薬物の進歩は必ずしも医療全体の進歩に結びつかない。

静脈麻酔薬であるプロポフォールは強い鎮静作用をもっている。プロポフォールを少量投与すると、患者さんはうとうとした状態になる。さらに量を増やすと、軽い眠りに入り、やがて深い眠りに陥る。深い眠りの向こうに意識消失という麻酔状態が訪れる。深い眠りの状態で患者さんは呼吸が弱くなり、やがて呼吸が停止する。呼吸が止まると、酸素が不足するから、普通の眠りなら苦しくなって目が覚めるのだが、プロポフォールは苦しさも麻酔するから患者さんは苦痛を感じないまま、心臓が止まり、死に至ってしまう。弱くなり止まってしまった呼吸を気道確保と人工呼吸で正常にもどすのが麻酔科医の仕事である。止まりかけた心臓を戻すのが麻酔科医の仕事である。

最近、麻酔薬のプロポフォールが鎮静薬として手術室や集中治療室だけでなく、検査室や病棟でも使用されるようになっている。内視鏡手技やカテーテル挿入や創傷治療の際の患者さんの苦痛を和らげるためにプロポフォールが持続的に投与されるようになった。監視が十分でない場所で麻酔薬が安易に使用されることには注意が必要である。鎮静薬のミダゾラムが発売された直後も投与後の観察が不十分なために呼吸停止で何人もの患者さんが死亡したことを忘れてはならない。呼吸状況のモニターができる場所でなければ、また緊急時に気道確保ができ、呼吸管理ができる状況でなければ、安易に静脈内注入用の鎮静薬を使用してはならない。医療の安全のために麻酔の安全の進歩が生かされるべきであって、麻酔の進歩によって医療の安全が脅かされるものであってはならない。

19

麻酔中のモニター

麻酔はモニター機器の進歩に支えられている

　麻酔科医のもっとも大事な仕事は患者さんの生命を守ることである。生命を守るための安全な麻酔管理に欠かせないものが患者監視装置、いわゆるモニター機器である。医療は人が行う以上、失敗を避けることはできない。失敗の結果、患者さんの生命が危機に陥る。生命の危機を救おうとする医療はそれ自体がとりもなおさず、生命の危険性を伴っている。麻酔という医療行為も同様である。ただし、麻酔は、他の医療行為と違って治療のために生命の危険をおかす医療ではなく、安全確保そのものを目的にしている。だからこそ、麻酔の分野では他のどの分野よりも早くから安全を確保するための取り組みがなされてきた。生命現象を監視するモニター機器の開発と導入も麻酔の分野で進んできた。

麻酔を安全に行うためには、現在では少なくとも心電図、パルスオキシメータ、カプノメータといったモニターが必須である。これらなしで麻酔をしろと言われても今の麻酔科医は躊躇するだろう。昔は血圧計と聴診器のみで五感だけが頼りという時代もあった。かつての麻酔科医は五感を研ぎ澄まして麻酔に臨んでいた。血圧が測れなくなってどきりとしたが、実は聴診器の当て方がわるかったということもよくあった。手術中の外科医から血液の色が黒いと言われて呼吸がうまくいっていなかったことに気づくこともあった。しかし、今はこのようなことはない。最新の医療機器に囲まれて安心して麻酔ができる。

パルスオキシメータとカプノメータの登場

麻酔の安全を一変させたのは、パルスオキシメータとカプノメータの登場である。パルスオキシメータは手や足の指にサックのような装置を付けるだけで血液の酸素濃度が分かる。カプノメータは呼気の二酸化炭素濃度を測定する。酸素は生きるためにもっとも大事な分子であり、血液中の酸素濃度を皮膚の上から連続的に計れるパルスオキシメータの登場は画期的であった。この原理を最初に発表し、装置の開発に成功したのは日本光電の青柳卓雄氏であるが、製品化して最初に売り出したのは米国の企業だった。その後の貢献度からいっても青柳氏の発見はノーベル賞ものであろう。パルスオキシメータは一九八〇年代に臨床応用が始まり、あっという間に世界中の手術室だけでなく、病室や外来にまで普及していった。

パルスオキシメータとカプノメータが利用されるようになり麻酔の安全性が飛躍的に高まった。これらのモニターのおかげで患者さんの酸素化と換気の状態が連続的に監視できるようになった。麻酔中だけでなくすべての医療行為中に起きる偶発症の発生が早期に察知できることから、この二つのモニターの医療事故防止効果は計り知れないものがある。

その他のモニターの最近の進歩を挙げるなら、脳機能モニターと超音波診断装置（エコー）が挙げられる。これまで呼吸や循環のモニターは充実してきたが、脳機能のモニターは遅れていた。脳波から脳機能を評価するために周波数分析したモニターがこれまでもいくつか現れたが、臨床的な評価は今一つだった。そこで、麻酔レベルを脳波から推測するモニターが開発された。ＢＩＳモニターと名づけられるこのモニターは鎮静度を数値化して表現する。単純化しすぎているかもしれないが、麻酔科医にとっては患者さんの麻酔深度の評価や薬剤使用量決定などに役立つ。

経食道心エコーを麻酔中に使うことは麻酔科医にとって大きな刺激になった。麻酔科医が手術中の安全のためのモニターに加えて、患者さんの病態の診断と治療に大きく貢献できる巨大な武器を手に入れた。高価で図体も大きく、操作法も複雑で、非侵襲的というわけでもないが、確信的に状況を教えてくれる。圧や血流や温度や電気現象では間接的にしか教えてくれない状況を、直視的に提供してくれる。心機能の低下や弁の不全や、動脈瘤、塞栓などの存在をそのまま教えてくれる。

最新のモニター機器の落とし穴

麻酔の進歩は麻酔を安全に行うためのモニターの進歩に依存してきた。しかし、モニターの進歩がプラスの面だけを提供しているかというとそうとも言い切れない。モニター自身はプラスであるが、そこには罠が潜んでもいる。モニターの進歩に麻酔をする側が追いついていないこともある。

麻酔科医の眼がモニター画面に奪われて生の患者さんを見ていないという状況はよく指摘されることである。麻酔科医が見ているのは画面であり、画面に映る波形である。そのことは患者さんと麻酔科医の間にモニター画面が介入することによって、自分がいま担当している麻酔の相手は生身の人間であるという意識が薄らぐ危険性がある。モニターはもともと患者さんと麻酔科医をつなぐはずのものであるが、患者さんと麻酔科医の間に切断面をつくってしまいかねない。患者さんの手に触れながら脈を診ながら麻酔をしている麻酔科医がほとんどいなくなっている。

モニター画面にはデジタル化された数値が表現されるため、マニュアル化された思考と対応を生みやすい。それぞれの患者さんが個々の画面にデータを表現するとき、それらの数値は生命現象の統合された全体の一部が表現されているにすぎない。しかし、マニュアル化された思考では、個々の数値を意味づけし短絡化して対応する。たとえば、患者さんの表情は見ずに、ＢＩＳ値が八〇だから麻酔が浅いと思って麻酔薬を追加するといった単純な思考をする麻酔科医がいる。そして、付与された意味だけが一人歩きし始める。一つの数値が正常でなければそれを正常にするための方法を教科書にある選択肢の中から選ぶという具合に思考が進む。その質問の中に、問い自体の誤りを指摘する選択肢が含まれることはない。

麻酔にとってモニターの果たした役割は計り知れず、麻酔をする医師は、その進歩に遅れずに、しかも機器にコントロールされることなく、自立していくしかない。患者さんと医療者の間に介在し、人間疎外をもたらしかねないコンピュータ機器に操縦されないように教育と自覚が必要である。モニターの妖怪にマインドコントロールされる前に、麻酔科医はモニターの意義と限界と危険性を検証しなければならない。

20 麻酔中の偶発症

忘れられない患者さんたち

九州から関東にやって来てもうすぐ十年が経つ。出会いも別れも悲喜こもごもの十年間であったが、振り返ってみてとくに記憶に残る患者さんが何人かいる。麻酔薬やモニター機器、麻酔器具の進歩、加えて麻酔科医の全体的なレベルアップもあってこの十年間でも麻酔の安全が大きく向上したのは確かだが、それにも拘らず、私たちの力が及ばず亡くなられた患者さんたちである。とくに出産後の大量出血の患者さんや帝王切開術中の巨大肺血栓塞栓の患者さんは若い女性であったということもあり、忘れることはできない。

麻酔の安全が着実に向上していく中で、依然として対処困難な状況に大量出血と肺塞栓がある。高度な大量出血と重症の肺塞栓では、麻酔科医があらゆる手を尽くしても救いようがない状況に陥ることがある。麻酔科医の力不足を思い知らされる時である。そんな時に、チーム医療の力が結集することでわずかなチャンスが生まれ、なんとか生命の糸を手繰りよせることができる場合もある。そんな時の喜びほど大きいものはないし、麻酔科医冥利に尽きるときでもある。しかし、残念ながら途中で生命の糸が切れることもあれば、一旦つながった生命の糸が懸命な集中治療の経過を経てやはり切り離されてしまうこともある。

出血との戦い

出血は手術に付きものである。手術のためには皮膚を筋肉を臓器をメスで切り開いていかなければならない。体中には血管が巡り渡っており栄養や酸素を送っている。だから手術をすると血管を傷つけて出血が起きる。手術による出血をどのように少なくしちゃんと止めることができるかが外科医の腕の見せ所でもある。毛細管のような極細の血管からの出血はそのままにしておいても止まってくれるが、動脈血管からは吹き出すような出血が起きて、そのままにしていては止まらない。ひとが外傷や切創や事故で死ぬ場合の多くが出血死である。手術中に死亡する最大の理由も実は出血死である。

手術中の出血から患者さんを救えるかどうかが麻酔科医の腕の見せ所でもある。出血に適切に対処するには、輸液や輸血の準備が必要であり、迅速な輸液を行うための血管を確保しなければならない。さらに、大量の輸液を高速度で注入するためのポンプや血液を瞬時に加温する装置が必要である。そのためには麻酔科医を中心とするマンパワーと環境の整備が求められる。ひとりの麻酔科医では、また小さな施設では、大量出血には十分な対応はできない。

出血との戦いの中では、外科医や麻酔科医の他に、放射線科医が活躍する場面もある。例えば、癒着胎盤で大量出血が予想される帝王切開術の場合や、巨大な腫瘍摘出時に大量出血が予想される場合など、あらかじめ血管を閉塞させて出血を減らすことができる。放射線科医がX線透視下に細い管を血管内に進めて、血管を塞ぐ物質を入れ、出血しないようにする。手術中の対処困難な出血に対しても手術途中で放射線室に患者さんを搬送し血管閉塞術を行うこともある。しかしもちろん、これですべてが解決するわけではなく、出血への一つの対処法であり、依然として出血は手術中の最大の危機的偶発症であることに変わりはない。

肺血栓塞栓症との戦い

最近、生活の欧米化や人口構成の高齢化により、肺血栓塞栓症の発症頻度が増加している。厚生省の統計では年間死亡者数が一〇年間で約三倍に増加している。航空機飛行のエコノミー症候群としても有名な症状であるが、多くの場合、知らないうちに下肢の深部静脈に血栓ができて、だんだん大きくなり、それが心臓に流れていき、肺に詰まって、呼吸が苦しくなり、ときに急死する。手術中や手術後にも起きやすい病気であり、麻酔科医が恐れている病態でもある。下肢の深部静脈に血栓ができやすい人はとくに注意しなければならない。長期臥床をしている人、肥満や妊娠の人に血栓ができやすい。手術では、整形外科の人工関節手術や長時間の手術、悪性腫瘍の手術でできやすい。

肺血栓塞栓症に対する医療者の取り組みもここ数年で大きく変わりつつある。麻酔科だけでなく病院レベルあるいは学会レベルで予防ガイドラインが作成され、発症を予防する努力が広く行われるようになった。手術時間の短縮、早期離床、空気式加圧装置の装着、弾性ストッキングの着用に加え、発症リスクの高い人には積極的に薬物的予防法がとられるようになっている。そうした取り組みにより社会的な認知度も高まり、対応策も向上している。

手術前に下肢に血栓が見つかったらどうするか。その時には肺に血栓が移動しないように、下大静脈にフィルターを挿入することがある。また、もし手術中に肺塞栓が起きたらどうするか。大きな血栓が肺に詰まるとショック状態になるので、その時は蘇生術が必要になる。一般的な蘇生術が成功しないときには、救命するために経皮的心肺補助装置を装着しなければならない。しかし、救命できるかどうかは、症状の大きさにもよるが、病院全体の救急体制やマンパワーによるところが大きい。

忘れることができない二人の妊婦

大量出血や肺血栓塞栓症のショック状態から医療者の懸命の努力で助けることができた患者さんも数多い。大学病院だからこそ助けることが出来た患者さんも何人もいる。しかし、設備が整いマンパワーも充実しているはずの大学病院でも助けられなかった二人の妊婦を私は忘れることができない。出産後の出血で他院から搬送されてきた患者さんは、大量出血で手術中に心臓が停止し、蘇生には成功したが、術後に集中治療室で約三週間後に亡くなった。人工呼吸器につながれて意識がない奥様の横にずっと座っておられたご主人の呆然とした姿が忘れられない。

他院から帝王切開術のために運ばれて来た患者さんは、執刀して赤ちゃんを無事取り上げた直後に肺血栓塞栓が起きて、ショック状態になってしまった。直前に他院から搬送されて来たため、詳しい検査をする間もなく緊急の手術になった患者さんだった。蘇生をしながら、経食道心エコーで患者さんの心臓から肺動脈を占拠している巨大血栓を確認した時の私たちもまた大きなショックを味わった。急いで経皮的心肺補助装置を装着したものの、蘇生は成功せず、彼女の生命は新しく誕生した赤ん坊の命と引きかえに消えてしまった。

亡くなった患者さんを目の前にして、もっと他に助ける方法や手段があったのではないかと思うことも多い。時には、手術をしなければ長く生きられたのにと思うこともある。医療は現場でのチャレンジである。完璧な医療などないとわかっているものの、あとから振り返ると助ける手立てがあったのではないかと悔しがることも多い。失ったために忘れられない患者さんではなくて、窮地から助けることができたために忘れられない患者さんを一人でも増やすことができるようにしたいものである。

21 悪性高熱症の恐怖

体温管理は麻酔科医の大事な仕事

麻酔をすると生きていくための恒常性の維持機能が低下する。麻酔によって体温調節機能が鈍くなるのもその一つである。全身麻酔は、体温の感知機能と維持機能の両者に対して抑制的に働き、生体は環境温度に左右されやすくなる。麻酔は人間を恒温動物から変温動物の方へ移動させる。手術室の室内温度は体温より低いから麻酔中は体温が低下しやすい。開腹したり、開胸したり、開頭したりすると、体温を維持するために内部を外部から守っていた皮膚が除かれ、内部臓器が外界にさらされて温度が失われる。だから、麻酔科医は手術中にできるだけ加温に努め、あらゆる方法を使って保温するようにしている。

麻酔が引き起こす悪性高熱症

麻酔科医は麻酔中の患者さんに起きる危険を予測し、急変を察知し、迅速な対応を行い、正常化させることを仕事としている。麻酔中には予期しない様々な出来事が起きる。しかし、実はあとから考えると前もって予期できたはずの出来事だったということも多い。あとから振り返ると危機の可能性が予測できたし、十分な対策を立てるべきであったという事態が結構多いのである。しかし、予期することがほとんど不可能な出来事というのも少なからずある。

麻酔中の予期しない出来事のうち、遭遇することはきわめて稀であるが、いったん遭遇すると手に負えない、怖くて厄介な事態に悪性高熱症がある。通常は麻酔中には体温が下がりやすいが、逆に体温が異常に高くなってしまう病態が悪性高熱症である。悪性高熱症は、麻酔そのものが引き起こす悪性の、つまり予後の悪い病態である。他に麻酔中の手に負えない事態として大出血や心筋梗塞や肺塞栓症などもあるが、それらは麻酔が契機になることはあっても麻酔そのものは二次的な関与であり、手術操作や患者側の因子が直接的な要因になっている。

しかし、悪性高熱症は麻酔そのものが直接的な因子であり、発症要因である。麻酔をしなければ発症しない病態であり、麻酔そのものが悪役にされる病態である。だから、悪性高熱症が起きたら、悪役の麻酔をすぐに切らなければならない。たとえ手術中であろうと、悪性高熱症を起こしている原因とみなされる麻酔薬はすぐに中止するというのが基本である。麻酔薬のうち、悪性高熱症を起こしやすいのは吸入麻酔薬と筋弛緩薬の組み合わせである。意識をとる麻酔薬と筋肉を弛緩させる薬が共同で筋肉に誤作動を起こさせ、異常な熱産生に向かわせるのである。

悪性高熱症の治療

悪性高熱症は、骨格筋細胞内のカルシウム動態の恒常性の維持が破綻することが原因とされている。発症と関連する遺伝子異常がすでに明らかになっているが、遺伝子レベルの異常を術前に発見することは困難であり、麻酔科医は偶然に麻酔中の悪性高熱症と遭遇することになる。以前は悪性高熱症の致死率は高く、麻酔科医にとって大きな恐怖であったが、最近は麻酔薬やモニターの進歩、治療薬としてのダントロレンの使用などにより致死率が低下している。教科書レベルでは致死率は一五％程度であると言われており、最近の米国の調査ではもっと少ない死亡率が報告されている。

悪性腫瘍に抗がん剤があるように、悪性高熱症にはダントロレンという特効薬がある。抗がん剤が腫瘍の増殖を抑えるように、ダントロレンは高熱の連鎖を抑えることができる。しかし、増殖が進んで末期になると抗がん剤が効かないように、高熱が進み筋肉細胞が崩壊してしまった悪性高熱症にはダントロレンの効果も期待できない。

すでに手遅れになってしまったがん患者を救えないように、悪性高熱症からの蘇生の道も治療が手遅れになると閉ざされてしまう。

気を抜けない麻酔科医

悪性高熱症の好発年齢は若年者である。筋肉質の健康な若者が簡単な手術を受ける際に発生しやすい。高齢者や心臓の悪い患者さん、糖尿病や高血圧などリスクを持った患者さんを麻酔する時は、麻酔科医は緊張し、起きうる偶発症対策を立てて麻酔に臨むのだが、日頃スポーツをしている鍛錬された若者の麻酔ではつい安心してしまう。悪性高熱症はそのような麻酔科医に麻酔はいつも気が抜けないのだという警鐘を鳴らしている。

22

麻酔科学の歩み

日本で初めての麻酔学講座誕生

私が生まれたのは昭和二七年である。ちょうどその年、西暦一九五二年に日本で最初の麻酔学講座が東京大学医学部に誕生した。それまで麻酔は外科医の中から麻酔係といわれる人たちが行っていた。麻酔係は一人前の外科医になる前の奉公のような仕事であった。しかし、一九五〇年に日米連合医学教育者協議会が開催され、米国の麻酔事情が紹介されると外科医たちの目の色が変わる。米国の Saklad 氏の講義を聴いた外科医たちは話の内容に驚き、ぜひとも日本に米国の進んだ麻酔を取り入れなければばならないと認識する。外科の指導者たちは、冬眠から醒めるごとく、麻酔の進歩が外科の進歩に欠かせないものであることをはっきりと意識したのである。

そして、一九五一年に外科医教授たちが文部省に麻酔学講座の申請を行い、翌年に認可される。申請から認可まで一年という例外的な短期間で進んだわけには、当時の大蔵省高官がたまたま手術をうけて麻酔でひどい目にあったため麻酔の大事さを知り、すんなりと申請を通したという裏話もある。制度を変えるためには資料を積んで委員を集めて長時間審議するより、トップが体験して必要性を実感するほうが手っ取り早い。丁度その頃、東京大学の外科で麻酔係をしていた医師十年目の山村秀夫氏が麻酔学講座の助教授に任命され、米国に留学し、米国の麻酔法を習い、日本に米国流の麻酔学の礎が築かれた。

そのわずか数年前まで日本は米国と戦争をしていた。戦争中はほとんどの国民が米国を、米国流を否定していた。米国の内情を知らないまま米国を憎み、米国人の人間性を知らないまま米国人を恐れていた。いや実は、米国の内情も米国人の人間性もうすうすわかっていたけれども、日本国の内情と日本人の人間性をよく知らなかったために日本は戦争に突入したのではないか。戦争や諍いはいつも己をよく知らないものが巻き起こす。

一九四五年に米軍が沖縄に上陸し、二発の核爆弾が広島と長崎に落とされ、わが国は米国を中心とする連合軍に無条件降伏した。沖縄と広島と長崎の大きな犠牲があって、この国は不敗神話の眠りからようやく醒めた。一九五二年は敗戦の痛手から復興へと新たな希望の光に国民が活気を見出しつつあった頃である。医学の世界も終戦後に大きな変化を見せる。日本の医療界に米国流がどっと押し寄せてくる。それまで敵国「鬼畜米英」とされていた米英スタイルの先進性に人々は驚嘆し、「知蓄米英」の科学的手法に感心し、こぞって米国流の現代的医学を導入していく。麻酔学もまたその一つである。

米国流の麻酔学が導入される前

それまで国内で行われていた手術は多くが局所麻酔で行われていた。エーテルを用いた吸入麻酔もあったが開放点滴法という昔ながらの手法であったため、麻酔深度の調節もままならず意識を奪うことが生命の危険を伴った。点滴法といっても、腕の静脈から点滴するのではなく、オープンドロップといって顔の上においたマスクの上にエーテルの液体を滴下させて眠らせる方法である。滴下量が少なすぎると痛みが走る。多すぎると呼吸が止まってしまう。だから、全身麻酔の危険をさけるためになるべく意識や自発呼吸を残した局所麻酔が選択されていた。胸部外科手術でさえも局所麻酔で行われていた。一九四八年に結核のため胸郭の成形手術を受けた俳人の石田波郷は、当時の麻酔の様子を次のように記している（土方鐵著「小説石田波郷」、解放出版社、二〇〇一）。

「基礎麻酔のナルスコが効いて酔心地のまま担送者で手術室に運び込まれた。／肩胛骨の内側に添つてノボカイン注射。／スーッとメスが走る。温いものが流れる。ナルスコの基礎麻酔では意識は醒めてゐる。／突然火傷に触れられるやうなヒリヒリした痛さが来る。又突然激しい力で殴りつけられ圧しつけられるやうな衝撃的な疼痛がくる。製材鋸を押しあてられるやうな感覚もある。滝壷の底にたたきつけられた後で、水上に浮び出、ほつと呼吸するやうな開放的な瞬間もある。さういうものに翻弄されつくされ私は絶えずうめき声を上げる。」

当時多くの手術患者が手術の痛みに打ちのめされ、翻弄されていた。しかも、手術のあとの痛みも激しかった。「抜糸までの一週間は手術台上の苦しさに劣るものではなかつた。創痛ははげしく身動きも許されぬ仰臥の為背筋の苦しさは言語に絶した」

鰯雲ひろがりひろがり創痛む　（石田波郷）

霜の墓抱き起こされしとき見たり

独自の体系を持つ新しい麻酔学の確立

米国流の新しい麻酔は、気管挿管法といって気管に管を挿入して気道を確保し、人工呼吸を確実に行いながら全身麻酔を行う方法である。麻酔器には酸素ボンベと気化器と二酸化炭素吸収装置が取り付けられている。それにより、酸素を投与し、気化したエーテルを精密な濃度で吸入させ、呼気の二酸化炭素を取り除くことができる。これなら途中で呼吸が止まっても大丈夫である。低酸素状態にもならないし、二酸化炭素も蓄積しない。米国で麻酔を教わった人たちは、麻酔を行うためには生理学や薬理学の知識が不可欠なことを知った。麻酔は単なる経験や技術ではなく、基礎医学の上に立つ臨床の一学問であることを認識した。麻酔学は外科の一部門ではなく独自の体系をもつ医学領域であることを認識したのである。

一九六〇年代に石田波郷は四回目の手術を今度は全身麻酔で受けている。「わたしの手術ははじまつたが、私は手術については何も知らない。基礎麻酔にノボカインだけの十四五年前の手術は、メスが背をはしり、血液が流れる感触までわかつてゐたが、今度は一切空である。」

局所麻酔で行っていた手術中の残酷な苦痛から解放され、全身麻酔で眠っている間に知らない間に手術が終わった。全身麻酔中には痛みは一切無い。痛みどころか意識も何も無い。波郷は全身麻酔を一切空の世界と表現した。現（うつつ）の世界から空（くう）の世界に行き、空の世界から再び現の世界に戻ってくるのが全身麻酔である。患者の魂（たま）が空の世界を放浪しているときに、現の身体を維持し、空の世界を漂っていた魂が現の身体にすんなりと迷うことなく戻れるようにするのが麻酔科医の仕事である。空にさまよう患者さんの魂のかわりに、麻酔科医が現の魂を込めて現の患者さんの身体を護る。そのために麻酔科医は、現の身体の世界を知り尽くしていなければならない。

東京大学に始まった麻酔学講座の開設は、その後、東北大学、京都大学、慶應義塾大学、札幌医科大学と続き、やがて全国の大学に広がっていった。日本に麻酔係ではなく、麻酔学を一生の仕事にする医師たちが育っていったのである。

23

日本麻酔科学会の歩み

人は絆を求める

人は一人で生きてはいけない。人は絆を求め、友をつくり、群れをつくって生きている。人は同じこころざしを持つもの同士で仲間をつくり、共同体をつくり、組織をつくる。人は、集まり、支え合い、成長しあう。かつて私は一人で走っていた。一人で自由気ままに家の近くを走っていた。いま私は舞ペースというランニングチームに入って走っている。走る仲間がいて、競い合い、語り合い、飲み合っている。おかげで一人で走っているときとは、比べものにならないくらい長い距離を走るようになり、はるかに速く走るようになり、実に楽しく走るようになった。人は、考えや目的や行動を同じにするものが集まり、他者との関係のなかで自分を確かめ、自分の成長を加速させることができる。

日本麻酔学会の誕生

米国での最初の麻酔医の集まりは、Long Island Society of Anesthetistsで一九〇五年に九人のメンバーで結成された。一九一一年にNew York Society of Anesthetistsに名称を変更し、一九三六年にAmerican Society of Anesthetistsとなり、一九四五年に現在の名称である「米国麻酔科学会」American Society of Anesthesiologists（ASA）となった。二〇〇五年にＡＳＡは一〇〇周年を迎えた。

米国に遅れること約半世紀、一九五四年に日本で最初の麻酔医の集まりである日本麻酔学会が設立された。設立委員は二三名で実は大部分は外科医である。設立趣意書には、「最近麻酔が著しく発達するにつれて各学会における麻酔の演題もおびただしく多数に上るようになりました。たまたまa、b、c、d、eおよびf教授方（a〜f：外科学の教授）から麻酔学会を作ってはどうかとのおすすめもありましたので、さしあたり在京のものだけで具体案に着手し、//文部省麻酔研究班の委員並びに日本外科学会評議員におはかり致しました折、皆様の御賛同を得ましたので、ここに日本麻酔学会が設立されることになりました」と書かれている。外科学会での麻酔関連の発表が増えたので、たまたま外科学会の重鎮たちが麻酔学会の設立を勧めたというわけである。麻酔学会を作る意義は理解されたものの、まだまだ外科学会の一分科会としての認識であった。学会設立の賛同を日本外科学会評議員に求めていることからしても、日本麻酔学会の発足は、外科学会主導であったことは間違いない。外科学の発展のために麻酔学会を作る必要があるとされたのである。つまり、麻酔医が集まってできた学会ではなく、麻酔を必要とする人たちが集まってできた学会であった。

日本麻酔科学会の成長

学会が設立された一九五四年の一〇月、第一回目の日本麻酔学会総会が胸部外科学会に併設して東京の豊島公会堂で開催された。麻酔の一般演題は八二題。学会会長の東北大学外科学の武藤氏は、「第一回の麻酔学会であったにもかかわらず演題申し込みは八〇余に達し、一日の日程では消化出来ない程の多数であったので、吾々はうれしい悲鳴をあげたのであります」と語っている。その後、毎年学会総会が開催されるが、第五回までの会長はいずれも外科の教授が務めている。また五回のうち四回が胸部外科学会と共同で開催されている。それは、心臓や肺を手術する胸部外科学こそ麻酔学の進歩をもっとも敏感に受け止めていたことを意味する。第六回になってはじめて東京大学麻酔科の山村教授が会長となり、やっと外科の手を借りずに麻酔学会は独り立ちすることになった。

麻酔を必要とする外科医の集まりから、麻酔を自分の本分とする麻酔医の集まりに麻酔学会が成長していく。それは、外科学に麻酔の知識は必要であるが、麻酔学には、外科の知識の枠から外れた生理学や薬理学や内科学をカバーする知識が求められていたからである。外科に興味を持つひとたちの集まりではなく、基礎医学と臨床医学のほとんどの領域を網羅する独自の麻酔学に興味をもつひとたちが集まり、お互いの成長と、日本における麻酔学の発展を目指したのである。

学会の会員数は、日本麻酔学会が設立された翌年の一九五五年に一一〇一名に達したものの、その一〇年後の一九六五年には一六五一名、そのまた一〇年後の一九七五年には二二八八名と、一年間で約五〇名の増加に過ぎなかった。この数は、毎年誕生する医師のうち一%にも満たない。当時まだまだ麻酔科に対する社会の認識が十分ではなく、麻酔科を志す医師が極めて少なかったことを意味している。麻酔科医は外科の下働きに過ぎないという考え方が依然として消えていなかった時代である。ところが、学会ができて三〇年後の一九八三年になると、会員数は三四一一名、四〇年後の一九九三年には六二〇〇名、五〇年後の二〇〇三年には八九二二名に増加し、二〇〇八年には約一万人に達している。この二〇年間で約五〇〇〇人、毎年約二五〇人ずつ増加していることになる。麻酔科の意義が社会に浸透しはじめ、麻酔という仕事の魅力も医学生に理解されるようになり、毎年、新人医師の数％近くが麻酔を目指すようになった。

麻酔指導医制度の発足から今日の専門医制度へ

学会は麻酔科学の発展と学会員の麻酔技術の維持向上を目指さなければならない。また、麻酔科医としての専門性を社会に保証するためにも、学会として麻酔専門医制度を作る必要があった。そこで一九六三年に麻酔指導医制度を発足させた。現在は多くの学会が専門医制度をとっているが、その先駆けは麻酔科学会にあったのである。さらに、日本麻酔科学会は二〇〇二年に専門医制度を見直し、麻酔指導医のみであった学会認定を、麻酔科認定医、専門医、指導医の三段階に分けた。それぞれに認定のための資格要件を厳密に定め、麻酔科医としての知識と技術と人間性の質的確保を継続的かつ重層的に実施しようという考えである。専門医には麻酔科専従期間と筆記・口頭・実技試験が課せられる。このような制度の導入により、わが国に安全な麻酔科医療が普及し、麻酔科医の専門性をさらに向上させることができるとともに、実質的な麻酔科医の把握と質的確保が可能になると期待されている。

麻酔科学会の設立と発展と認定制度の改革、および毎年の学術集会の継続的開催は、麻酔科が学問として発展していくために必要不可欠のものである。われわれ麻酔科医は、麻酔医療に携わる集団であるが、同時に、麻酔科学という学問を通じて人類の幸福に貢献しようとする仲間でもある。そこには、麻酔の面白さと麻酔科学の魅力を実感する人々が集まっている。

大江健三郎氏の講演と麻酔科医の希望

日本麻酔学会は二〇〇一年に社団法人「日本麻酔科学会」となり、二〇〇三年に第五〇回目の節目となる学術集会を横浜で開催した。その特別記念講演にはノーベル賞作家の大江健三郎氏を迎えた。大江氏は「病気と死についての深い知識の向うにあるもの」というタイトルで講演を行った。病気と死についての深い知識の向こうにあるのは、「希望」であり、未来の人間性に希望を持ち続けることである。他人の「痛み」を自分のものとして感じとらせる「想像力」がそれを支える力であると語った。麻酔の歴史も他人の痛みを自分の痛みとして感じる想像力から生まれて来た。「われわれのうちなにびとといえども、自己の体験より苦痛と恐怖の何たるやを知った者は、助けの手をのべて、異国の者の肉体苦に対しても、みずから受けたごとき助力を与えねばならぬ。かくする人間は己一身だけの存在ではない、すべて苦痛を悩む者の同胞になったのである。苦痛によって烙印をおされた者の同盟こそは医師として働く者の信条である」（シュバイツアー）。「痛みによって烙印をおされた者の同盟」こそは、麻酔科医として働く者の信条である。麻酔科医は、ひとの痛みを自分のものと感じとる想像力を支えとして、未来に向かって「希望」を持ち続けるだろう。

24 帯状疱疹の痛み

背中を流れる水の感覚

背中の異常に最初に気がついたのは日曜日の夕方だった。背中を水が流れているような気がした。錯覚なのだろうか。一筋の冷たい水が背中の中央あたりを伝うように流れている。首筋の根っこのあたりにせき止められた川があり、そこから溢れ出た水が小さな白糸の滝となってゆっくりと背骨にそって這うように落ちていく。ちょうどその日の午後、雨の中を走った後でもあったので、初めは背筋を落ちるように流れていくこの水の感覚は風邪の前兆ではないかと思った。しかし、いつもの風邪の前兆とは何か違う気もした。風邪の時には背中全体が凝れるように寒気が走るが、今回は脊髄の中に空洞ができてその中を冷気のしずくが垂れるように落ちていく。

月曜日になると、水の冷気は、次第に結晶化し、固まりとなり、やがて小さな昆虫のような生き物の形となってもぞもぞと動き出した。それは、蝉の幼虫のようでもあり、ミミズの幼生のようでもあり、モグラの幼児のようでもあった。その幼動物は、脊髄から繋がる神経線維の中を潜り、背骨の椎骨孔のトンネルを抜け出て、皮下に至る隧道をゆっくりと這いながら動き出した。やがて皮下に迷い込んだ幼動物は背部から側腹部へ、さらに腹部前面にまで及んで来た。これはきっと寄生虫に違いないと思った。山道の中を走ったときに何かの寄生虫が落ちてきて皮下に潜り込み、栄養を得て、いま私の背中を這い回っているのだと思った。もぞもぞと動く得体のしれない幼動物がそのうち皮膚を食いちぎり、皮膚の表面に顔を出すのではないか。いったいどんな顔をした生き物だろう。

帯状疱疹の華

火曜日の朝、皮下にとどまっていた幼動物は、皮膚に明らかな隆起を作って見せた。服の上から触れると確かにそこに数センチ幅のこんもりとしたふくらみが感じられる。同時にその場所に幼動物が爪で引っ掻くようなひりひりとした痛みを覚えた。その日はいつものように朝食をとり、車で仕事場に行き、麻酔衣に着替えて手術場に入った。仕事中に次第に痛みが増し、麻酔衣が触れるたびにちくちくと刺すような痛みが走ったが、時に忘れ、時に思い出し、そうして時間が過ぎていった。

夕方、麻酔衣を脱ぎ、ロッカーの小さな鏡で背中の正体を確認した。もうそろそろ幼動物が顔を出している頃だろう。中年の男の肌はすでに瑞々しさを失い、張りも無く、皮下脂肪を蓄えてゆるんでいたが、隆起した皮膚の場所には、幼動物の醜い顔はなく、紅い花が咲いていた。背中に二、三センチの花が鶏頭のような赤みをもって浮き出ている。いやよく見るとそれは熟して割れた石榴の実のようでもあった。その鶏頭あるいは石榴と繋がるように、側腹部にはピンク色をした数枚の小さな花びらが重なりあっている。赤味のつながりを中央に追いかけると、へその近くに開花前の小さなつぼみのような紅い徴が三個現れている。帯状に咲く疱疹の華、帯状疱疹の華をそこに発見したのである。

増幅する痛み

水曜日になると、鶏頭あるいは石榴の赤みは変わらなかったが、痛みだけが増幅していった。抗ウィルス薬と鎮痛薬をもらって飲んだが、痛みにはほとんど効果がなかった。じわじわと痛みが侵入してくる。表面から内側へ、外殻から芯の方へと痛みが身体を侵していく。鶏頭あるいは石榴から発した痛みが身体の内側に入り込み、やがて私という意識の中にも入り込み、私は私を意識することができなくなる。

痛みによって私は私がどんな人間だったかを忘れそうになる。痛みによって翻弄されている私がいる。触れると痛いのは当然だが、触れなくても疼きだす。昼間の仕事中は、痛みは現れては消え、集中はできないもののなんとか仕事を続けることができた。しかし、夜がつらい。暗闇の中で、痛みがますます存在を主張し始め、痛み以外の世界が排除される。痛みがすべての感覚を遮断し、私の意識を占領した。痛みが私になりかわって私を支配した。

そんな日々が数日続いた。鶏頭あるいは石榴の微は内側に痛みを刻み付けるだけでなく、やがて花火のごとく内側から外側へ痛みの玉を打ち上げ始めた。少しずつ赤みは薄らいでいったが、痛みの姿は次第に濃厚になっていった。呼吸運動にあわせて痛みもスウィングした。自発的な痛みもあったが、それよりも何かが触れるときの痛みが鮮烈だった。服を着脱するとき、寝返りを打つとき、電気が走るように痛みが身体を貫いた。車での移動も少しの振動で痛みが起きるのでつらい。病院内の道路に作られたスピード防止のためのマウンドをこのとき程恨めしく思ったことはない。車がバウンドするたびに痛みがバウンドした。

冒された神経

一週間、二週間しても痛みはいっこうに消えなかった。皮膚の赤みは次第に失せていきつつあったが、痛みは依然として私にまとわりついたまま離れなかった。日常動作がそのまま痛みにつながった。ウィルスに冒された神経が支配する皮膚領域は、知覚が低下していた。知覚が低下しているのに痛覚に敏感になっている不思議な皮膚がそこにあった。知覚が低下している皮膚は、湿潤感がなく、乾燥していて、生気を失った無反応の皮膚だった。自分の体の表面に機能しない死に瀕している場所があることに驚いたが、皮膚として内部環境を守る役割だけは果たしてくれていることを思うと、正常に機能しない皮膚も完全な死にまでは至っていない。まだ再生の道は見つかるだろう。もしかすると、皮膚に残る痛みは再生の叫びかもしれない。

一カ月、二カ月と経過していくと、痛みが次第に奥にこもり始めた。痛みが表舞台から裏舞台に隠れてしまったような気がした。完全にそこから居なくなるわけではなく、ふとしたときにまた顔を出すといった具合にときどき痛みが現れた。痛みが別れを惜しんで隠れているようだった。このまま、永久に私の身体の中に痛みが棲みついて消えないかもしれないと思ったりもしたが、時々の挨拶程度の痛みならそれも仕方ないと覚悟を決めた。せっかくの痛みさんとのご縁だから、これも大事にしようと思い始めた。でも、正直なところ、やはり痛みさんとはきっぱりとおさらばしたかった。

三カ月を過ぎたあたりから、痛みを意識することがほとんどなくなった。痛みはすでに私から去ってしまったのかもしれないし、眠っているだけなのかもしれない。いつか目を醒ますかもしれない。しかし、もうどうでもよかった。痛みを意識することがほとんどなくなった今、あの時の痛みがどんなものだったかも正確には思い出せない。ひどい痛みだったという記憶はあるが、どのくらいの痛みだったかと訊かれると、痛みの尺度（VAS）で一〇分の九のようでもあり、六のようでもあり、三のようでもあった。

痛みの眠りと目醒め

このように、私は帯状疱疹に罹患し、かくのごとき帯状疱疹の痛みを味わった。痛みのつらさはもちろんのこと、痛みの治療のむずかしさも味わった。痛みが現れたのも、そして消えていったのも私の中の出来事である。私の神経節の中で何十年も眠っていたウィルスが突然目を醒まし、皮膚に鮮やかな鶏頭を咲かせ、石榴を実らせ、痛みの花火を打ち上げ、かすかな痕跡を残したまま、また眠ってしまった。ウィルスの目醒めと眠りの間には、鎮痛薬で鎮まらない激しい痛みがあった。

今、私は幸い帯状疱疹後神経痛にならずにすんでいる。痛みの治療に携わるものとして、患者と同じ痛みの地平に瞬時なりとも立つことができたことを今後の診療の糧としたい。病人の気持ちは病人にしかわからない。痛みをもつ人の痛みは、痛む人にしかわからない。だから、私は、この痛みの経験を診療に生かしたいと思っている。

しかし、私の痛みの経験も痛みの中のほんの一部の痛みでしかない。ひとが味わう痛み全体から見れば、とるに足りない痛みのひとかけらに過ぎない。もっと大きな激しい痛みに、長く続く痛みに苦しんでいる患者さんはたくさんいる。これくらいの痛みで患者さんと痛みの同胞になったなどと考えるのは不遜な態度に違いない。また、痛みの経験も時間とともに色あせていく。痛みはその時点で痛みをもつ者にしかほんとうには共有できない。だから、この小さな経験を想像力の中にしっかりと記憶させて、患者さんの痛みに共感することの大切さだけは忘れないようにしよう。単に脳で痛みを想像するのではなく、体で覚えた痛みを身体的想像力として発揮することから他人の痛みに対する真の共感が生まれくるのではないだろうか。

25 心臓手術の麻酔

心臓手術の歴史

中国の歴史書には紀元前二五五五年に心臓手術が行われたと記されている。麻薬の入ったワインを二人に飲ませ意識がなくなったところで開胸術を行い、二人の心臓を入れ替えて、ふたたび生き返らせたという記述がある。もちろんこれは寓話にすぎない。心臓手術の近代の歴史は、一八四六年に全身麻酔が始まってから約百年後の第二次世界大戦以後に始まり、科学の進歩とともに急速に発展していった。

生きていくためには心臓が動いていなければならないが、心臓の手術をするためには心臓の動きを止めなければならない。心臓を止めて生きていくためには心臓の代わりをする装置が必要になる。心臓を止めるということは肺の血流も止まるということだから、肺の代わりをする装置も必要になる。ということで、心臓手術には人工心肺装置が欠かせず、人工心肺装置の開発とともに心臓手術の歴史が始まった。

人工心肺装置をヒトに用いることに最初に成功したのが戦後の一九五三年である。最初の大動脈弁置換手術が一九六三年に行われ、冠動脈バイパス手術が一九六四年に始まる。人工心肺装置を用いない心臓手術もあり、一九四五年にBlalock（ブラロック）とTaussig（タウジッヒ）がファロー四徴症の手術を行っている。生まれつき肺の血流の少ない先天的心疾患に対して行う手術で、体動脈と肺動脈をつなぐ手術である。この手術法は、彼らの名前とともに今でも残っており、B-Tシャント術と呼んでいる。

このように心臓手術は戦後に始まった。戦前には心臓病を手術で治す方法はなく、心臓の悪い患者さんは息苦しさの中に死んでいく運命にあった。この数十年の心臓手術の進歩はこのような心臓病の患者さんにすばらしい恩恵をもたらしている。とくに先天的に心臓に異常がある新生児や小児に対して、その両親に対して、大きな希望を与えている。心筋虚血に対する外科手術の進歩も多くの患者さんを心筋梗塞の危機から救っている。また、弁膜症に対する手術は多くの患者さんを心不全の苦しみから救っている。

心臓手術の麻酔の醍醐味

心臓手術の麻酔の醍醐味はいったん止まっていた心臓が再び動き出すときにある。三〇年前の心臓手術の麻酔を思い出す。決して楽な麻酔ではなかった。私たちが麻酔を始めた頃、人工心肺装置からの離脱は緊張の連続だった。眠っていた心臓をどのように目醒めさせるか、如何に立ち上がらせるかが心臓手術の麻酔では大きな課題であった。今もそれは変わらないが、その頃は立ち上がろうとしない心臓が今とは比較にならないほど多かった。停止していた心臓が目を醒まし元気に動き出すとほっと胸をなで下ろしたものだ。

動かない心臓を前にして麻酔科医の体内にはアドレナリンが回り、患者の心臓にはアドレナリンが投与される。心臓を目醒めさせるために麻酔科医は様々な薬物を使って刺激する。血管を開くための薬物を使って心筋の血流を増やそうとする。心臓が楽に動けるように、心臓に戻ってくる血液量を調整する。心臓が血液を拍出しやすいように血管の抵抗を調節する。心臓の脈の乱れを整えようとする。

麻酔科医の仕事は、眠っていた心臓をびっくりしすぎないように穏やかに目醒めさせ、弱った心臓に動きやすい環境を与え、適度に刺激し、適度に休ませることにある。いくら手を尽くしてもなかなか立ち上がらない心臓を目の前にして「頼むから目を醒ましてくれ」と祈ることもたびたびであった。スムーズに離脱できなくて再度心肺装置を回し心配することも度々あった。術者とともに、夜遅くまで、ときには翌朝まで、患者さんの心臓にとってただ一点の助かるポイントを捜す努力を続けたこともある。

麻酔から目を醒まさなかった4歳の子へ

心臓が目を醒まさないため心臓が動き出すことができず、悲しい別れをしなければならない患者さんもいた。今だったら助かったのにと残念ながら思わざるを得ない患者さんの、麻酔前の笑顔が浮んでくる。麻酔前の患者さんの不安顔を思い出す。麻酔薬で眠って、そのまま永遠の眠りに落ちていった彼らのやるせなさを思う。当時、手術室の回復室にあった落書ノートに、四歳の子の麻酔のあとに、次のような詩を作ったことがある。

なんてわがままな

お前はなんてわがままなんだ
赤紫色の口唇は元気なく

青紫色の指先だけが大きくなった
お前はなんてわがままなんだ
食事のたびに汗をかき
小走りしては蹲る

お前はなんてわがままなんだ
白衣を見ると背中を見せ
お母さんには八つ当たりする

お前はなんてわがままなんだ
ベッドの上で家に帰ると言い
手術台の上ではお腹が空いたと言う

しかし、のりやすくん
お前はなんてわがままなんだ
心臓に穴があり血液の流れが違うからといって
どうしてもっと生きていけないのか

心臓手術の進歩

麻酔科医として、この三〇年間の心臓手術の進歩を目の当たりにしてきた。画期的な進歩に違いない。今では、心臓の目醒めは昔より格段にスムーズになった。ほとんどの心臓が当然のように人工心肺から離脱する。心臓の目醒めとともに患者さんの麻酔からの目醒めもスムーズになっている。以前は心臓手術の後はしっかりと眠った状態で集中治療室に移動し、心臓の回復と呼吸の安定を図ってから覚醒させていたが、最近は手術直後に手術室内で覚醒させることもある。

心臓手術のこれまでの発展には、人工心肺装置や人工弁といった手術関連医療機器の開発の他に、CTやMRIやPETやエコー装置といった画像診断技術の進歩も欠かせない。手術前に病変や手術部位がしっかりと診断できるようになった。心臓の奇形も血管の閉塞も弁の異常も手術前の画像診断で正確にわかるようになった。手術に臨んで、心臓を開いてから診断が間違っていたことに気づくというようなことがまずなくなった。手術室にも経食道心エコーが導入され、われわれも麻酔管理に巨大で優れものの武器を持つようになった。

医療機器の他に、麻酔薬や循環作動薬などの医薬品の開発も心臓手術の進歩に大きな貢献をしている。心臓に悪影響を与えない調節性のよい麻酔薬が使われるようになり、安定した循環状況と適度な麻酔深度を維持することができるようになった。心筋や血管の収縮や弛緩の機序が解明され、循環作動薬による微妙な循環調節が可能になった。血液の止血や凝固に関連する薬物の開発もある。

これら医療機器や医薬品などの様々な物質的な開発もさることながら、心臓外科医たちの絶えざる努力が心臓手術を大きく発展させたことは間違いない。寝食を忘れて医療に取り組む心臓外科医をこれまで数多く見てきた。海外に行き、最先端の手術を学び、腕をあげ、わが国で活躍している心臓外科医も多い。専門病院で数多くの手術を行い一匹狼的に活躍している心臓外科医もいれば、大学病院で若い研修医に熱い指導を行いながら、幅広く活躍している心臓外科医もいる。時間を忘れて苦闘する外科医と一緒に仕事をするのも麻酔科医の楽しみの一つである。ときに手術室でわがままに映る外科医もいるし、あわてた場面で周囲に怒鳴っている外科医もいないわけではないが、麻酔科医はそんな外科医を鎮める役目も持っている。

チーム医療の力

さらに、外科医–内科医–麻酔科医–看護師–臨床工学技士といった医療者連携、すなわちチーム医療の力も心臓手術には欠かせないものである。専門職種がそれぞれの専門技術を高め、お互いに尊重し、ひとりの患者さんに結集する。結集された総合力によって心臓手術が無事に終了する。機器と薬物と医療者のそれぞれの進歩とともに、人間の輪が心臓手術を支えている。

この三〇年間の心臓手術の進歩はマクロでみれば確かに画期的ではあるが、きめ細かい心臓手術の進歩はまだまだこれからも続いていく。そのためにも心臓外科医と連携した麻酔科医の力が求められている。

26

会心の開心術

心臓外科医の重圧

心臓外科医はつくづく大変だなあと思う。彼らほどある時間に集中してストレスが高まる職場はないのではないか。彼らの指先の微妙な動きが患者の生死に直結する。失敗はすなわち死に繋がる。だからこそやり甲斐があるとも言えるのだが、それにしても大変だ。限られた時間で勝負しなければならない。会心の開心術ができたと喜んでも脳に後遺症が残ることがある。術式に改進があれば、従来の方法を改新しなければならない。彼らには回心とまではいかなくとも、状況への改心が求められる。いや常に戒心して事にあたらなければならない。快心の時は回診の時ぐらいかもしれない。一流の腕が求められるし、超一流が現れればその成績が話題を呼び、患者や社会はそのレベルを要求する。たとえ要求されなくとも外科医としては精神的重圧になる。

それに比べれば心臓手術の麻酔は楽なものだ。とくに人工心肺装置を用いて体外循環下に行う開心術の麻酔では、外科医が手術に集中する時間は麻酔科医にとってリラックスできる時間である。なぜなら、患者さんの心臓は停止しており、呼吸も停止している。人工心肺装置が患者さんの生命を維持してくれる。人工心肺装置の操作は主に専門の臨床工学技士が担当している。麻酔科医は麻酔の維持と循環の維持を見張っていなければならないが、心臓が動き出すまでの時間はどちらかというとほっと一息できる時間帯である。人工心肺からの立ち上がりに向けて準備する仕事はあるが、心臓外科医が緊張を高める時間に麻酔科医は緊張をほどくことができる。

麻酔科医の緊張

ところが最近、人工心肺装置を用いない手術が増えてきた。それにより麻酔科医は、手術中もずっと緊張が続き、ストレスが高まりつつある。人工心肺を用いないで冠動脈にバイパス手術を行う手術をオフポンプCABGと呼ぶ。オフとは用いないという意味である。ポンプは人工心肺を回すポンプのことで、CABGはcoronary artery bypass graftの略で冠動脈バイパス手術を意味する。バイパスとは他の部位からの連絡路を作ることである。オフポンプCABGとは人工心肺を用いないで冠動脈に他の動脈から連絡路を作成する手術である。心臓は拍動したままバイパス手術を行う。

外科医は動く心臓を相手に心臓の表面の冠動脈に他の動脈（一般的に胸骨の裏側を走る内胸動脈が用いられる）を縫い合わせる。縫い合わせるために、一時的に心臓は虚血に晒されたり、持ち上げられたり、時にひっくり返されたりする。最近は、縫い合わせる場所を固定するための器具（スタビライザー）が進歩して、ほとんど動かないようにして手術ができるようになったが、麻酔科医はその間、循環動態の変化に釘付けになる。血圧低下や脈拍の増減や不整脈の発生を危惧しながら麻酔管理を行わなければならない。

心臓外科医の快感

私もこれまで多くの心臓外科医と一緒に仕事をしてきた。もう十数年以上も前に、まだスタビライザーや上等の縫い合わせ器具などない頃、久留米の聖マリア病院でT氏がオフポンプCABGを始めていた。冷や冷やしながらの麻酔だったが、綱渡りをするようで結構楽しかった。芸術品を見るようだった。また、マスコミなどによく登場する関東のN氏もよく知る心臓外科医であるが、T氏やN氏ぐらいのバイタリティと自信があれば心臓外科医のストレスもすなわち快感だろう。

27

麻酔をすると呆けないか

先日、手術を受ける老人から、麻酔をすると呆けませんかと質問された。若い人から訊かれることはまずないが、老人で麻酔の呆け作用を心配するひとは少なくない。とくに自分の老いをもの忘れや耳の遠さなどから自覚し始めた老人で、しかもなお依然として知的活動を大事な仕事として続けておられる老人は麻酔後の呆けをいっそう心配する。また、実際に手術を受けた後に呆けてしまったひとが身近にいたり、外科医から麻酔のせいでぼけることがありますと説明を受けたりすると、わが身はどうなるかますます不安になってくる。手術の必要性がさほど大きくない場合は、麻酔の呆け作用が気になって、手術を回避する老人もいる。

私は、質問を受けた老人に、麻酔は一時的に脳の活動を抑えるだけであり、必ずもとの状態にもどりますから大丈夫ですよ、麻酔薬そのものが脳に永続的な悪い影響を与えることはありませんと答えた。手術のあとに呆けることがないわけではありませんが、それは周術期のストレスや、環境の異なる病院で長期間臥床生活を送ることなどが影響しているのですと答えた。麻酔科医として麻酔の責任を回避するような返答をしてしまった。しかし、それでよかったのだろうか。

麻酔後の脳機能低下

手術も麻酔も含めて、術後に呆けることは確かにある。呆けるということは脳の高次機能の低下が起こり、日常生活上の知的レベルの障害が起きるということである。まわりの人から明らかに意識レベルや知的レベルの障害が起きたとか低下したと思われるほど生活の支障が起きている状態である。脳外科手術や心臓外科手術では、たしかにそのような術後の脳機能障害が起きることがあるし、大出血で血圧低下が持続した高齢者でも起きることがある。しかし、一般の手術や麻酔で、術前術中に脳事故のリスク因子のない患者さんに術後の脳障害を経験することはほとんどないといっていいだろう。

しかし、呆けたと思われるような明らかな脳機能の低下でなくとも、微妙な脳機能の異変は意外なほど多くの患者で起きている。ほとんどは、はたから見てもわからず、明確に自覚するほどでもない。しかし、精度の高い試験をすると認知能が低下している。このような術後の認知能の低下は、心臓手術で二八%〜一〇〇%、非心臓手術でも七%〜二六%に発生するという報告がある。しかし、この数字には注意が必要である。術後のどの時点の低下なのか、一過性か永続的なものか、どういった試験のどの程度の感度で測定されたのか、これらの評価基準が異なれば、発生率にも大きな差が生じる。

麻酔で眠らせることはだれでもできるが、すべての患者さんで手術後に手術前とまったく同じ知的レベルを維持することができるような麻酔管理はまだまだである。しかし、将来は呆けやうつやこころの病が麻酔後に改善されるような麻酔法も現れるかもしれない。

28

吸入麻酔薬の功罪

あるテレビ番組のインタビューで、「全身麻酔に用いる麻酔薬がなぜ効くのかよくわかっていない」と言ったら、その後、「麻酔を知らない麻酔科の教授」と呼ばれるようになった。そもそも意識とは何であるかもわかっていないのに、意識をなくす麻酔が何かわかるはずがない。なんと言われようと構わないが、麻酔の世界はまだまだ知らないことがたくさんある。だから楽しいわけだ。

吸入麻酔薬の思わぬ効果

吸入麻酔薬のセボフルランやイソフルランは現在もっとも使用頻度の高い麻酔薬である。麻酔の作用機序はわからないが、私たちはセボフルランやイソフルランを毎日のように使用して患者さんを眠らせている。麻酔薬を使用する時、麻酔薬による副作用や併発症が起きないように気を使う。いくら副作用が少ないからといっても、安全だからといっても、薬は害になる。だから麻酔薬を吸わすのは必要最小限にしたいと思っている。しかし最近、これらの麻酔薬にも意識をなくす作用だけでなく別のプラス効果があることがわかってきた。吸入麻酔薬を使用すると手術後の患者の長期的な見通しに好影響を与えるという研究報告まで現れている。日頃、私たちが使用している吸入麻酔薬に麻酔以外の思わぬ効果が期待されるというのである。しかも、その効果は周術期の短期間にとどまらず、一年後にまで及ぶというのだから驚きである。まだ結論を出せるものではないが、少なくとも麻酔科医を励ましてくれる報告である。

以前から吸入麻酔薬は心筋保護作用を持つことがわかっていた。揮発性麻酔薬のように、全体をどっしりと抑え込む麻酔薬は、神経細胞だけでなく各臓器の細胞機能をまるごと抑制する。だから、虚血後の再灌流障害のように、異常な亢進が一挙に起きることで障害が増幅されるような病態では、抑制的に作用する麻酔薬が保護的に働くことも理解できる。しかし、そのような効果だけではなく、麻酔薬を短時間投与するだけで、その後に起きる虚血障害から細胞を保護することがわかっている。これを、麻酔薬によるプレコンディショニングと呼んでいる。前条件化とでも訳すのだろうか。

前条件化と後条件化

ある臓器、例えば心臓に前もって小さな虚血事故を与えておけば、その後に起きる大きな虚血事故が軽くてすむという現象をプレコンディショニング（プレコン）と呼ぶ。前もって小事故をあたえておけばその後の大事故の影響を小さくできるというのである。この現象が、前（プレ）だけでなく、後（ポスト）にもあるということも最近わかってきた。大きな虚血事故が発生した後に小さな虚血事故を与えておけば、障害が軽くなるというのである。これをポストコンディショニング（ポストコン）という。後条件化とでも訳すのだろうか。

臨床的にはプレコンよりもポストコンの方がありがたい。虚血事故はいつ起こるかわからない。大事故が起きる前にそれを予想して小事故を起こしておくのは困難であり、馬鹿げてもいる。小事故だって起きないにこしたことはない。しかし、大事故が起きた後に小事故を企てることは易しい。未来は不確定だが、過去は確定しているからである。

プレコンやポストコンに加えて、リモートプレコンディショニング（リモートプレコン）が登場した。これもなかなか面白い。離れた場所で小事故を起こしておくと別な場所の大事故が軽くなるというのである。足の小さな虚血が遠く離れた心臓の虚血事故を軽くする可能性がある。足の虚血部位から何かが心臓に流れていき、これから心臓に起きる虚血事故に備えてくれるのである。

悪役から脇役へ

吸入麻酔薬も同じような効果を発揮することがわかっている。虚血事故によるプレコンやポストコンやリモートプレコンは小事故をどこかで起こさなければならない。しかし、麻酔薬によるプレコンやポストコンには小事故は必要ない。麻酔薬を吸入することは決して事故ではない。小事故もどきを麻酔薬が自由に安全に作ってくれるのである。麻酔薬が悪役ではなく大切な脇役を演じるのである。

あるイベントの前と後が大事であることは、虚血事故に限らず、多くの場面に当てはまることである。スポーツで言えば、試合前のウォーミングアップやクールダウンの重要性と同じだろう。あまりに麻酔薬のプレコンが脚光を浴びると、もしかしたらスポーツ選手の中に試合前に麻酔薬を吸う人がでてくるなんてことは、あってはならないし、もちろんありえない。

実は、プレコンディショニングを前の戯れ、ポストコンディショニングを後の戯れと訳しそうになった。品位を疑われそうでやめたが、前後が大事だという意味では同じだろう。そういえば遠隔性の戯れもあるような気がする。

29

先端医療デスか

心筋虚血治療の進歩

冠動脈は心臓を養う大事な血管である。心臓が動くためには冠動脈から心筋に向かって血液が流れ続けなければならない。冠動脈の流れが止まれば、心臓は動くことができず、私たちは生きていることができない。冠動脈の狭窄や閉塞が起きると心筋虚血症状が現れる。胸痛が起こり、心筋梗塞に至る。だから冠動脈の流れを妨げる病気に対する治療は、救命的治療としてとくに重要視されている。

冠動脈疾患に対する治療はこの三〇年で大きく進歩した。外科的にいえば、冠動脈バイパス手術の成績が大きく向上した。以前は人工心肺装置を用いて、心臓の動きを止めて、冠動脈とバイパス血管の吻合を行っていたが、今は人工心肺を使わずに、心臓の拍動を止めずに、ポンプをオフにして行うオフポンプ手術も普及している。

内科的にいえば、経皮的冠動脈インターベンションの進歩がある。それは内科と外科の境界を超えるといってもよく、内科医が行う身体の内側からの手術ともいえるものである。細い管を手足の動脈から挿入し、X線透視下に心臓に近づけていく。心臓と大動脈のちょうど接合部付近にある冠動脈に細い管を入れ、狭くなったところを探し、そこに管を通していく。狭窄した冠動脈を内側から拡げようという試みは失敗と成功を重ねながら、次々と新しい手法と新しい材料を生み、最近の画期的な進歩へと繋がっていった。

インターベンション医と言われるような医師が誕生し、診断から治療まで一気にその場で行うことができるようになった。急性の心筋梗塞から患者さんを救命するインターベンション医の中には、何万例もの経験を積み、手品師のように短時間で細い管を操ることから、神の手を持つと言われるようになった医師さえいる。

薬剤溶出性ステント（DES）の登場

現在の冠動脈インターベンションの主流は薬剤溶出性ステント（DES）である。当初、バルーンで狭くなった冠動脈を拡張するバルーン拡張術が行われたが、問題点として再狭窄が多く発生した。試行錯誤の上、拡張した血管を内側から支えるステントが開発された。金属製のステントを留置することにより、バルーン拡張後の再狭窄は大幅に減少した。しかし、依然として再狭窄の減少は不十分であったことから、再狭窄を防ぐための機器開発競争が欧米を中心に大々的に展開された。

宝くじを当てるようなものだが、当たれば宝くじどころではない収益が約束されることから、各メーカーは知恵を絞って再狭窄を防ぐステントの開発を急いだ。医学よりもむしろ薬学、工学、化学の知恵が必要とされた。ぬか喜びをした人たちも多かったろう。製品化に至りながら、今一歩で断念した会社もある。現時点で、その熾烈な争いの先頭に立っているのが、薬剤溶出性ステントであり、シロリムスDESであり、パクリタキセルDESである。ステント内面にこれらの薬剤をコーティングすると長期間にわたって細胞増殖を抑えることができ、再狭窄を防ぐことができる。

DESにより冠動脈疾患の患者さんは、再狭窄の恐怖から逃れることができるようになった。しかし、この画期的と思われる方法に思わぬ落とし穴があることがわかった。それは、ステント部分に生じる血栓症である。再狭窄を防止するために塗られた薬剤の細胞増殖抑制作用が内膜増殖を抑えるため、内皮再生による血栓防止効果も抑制されてしまうのである。

欠点が現れれば、欠点を克服するための医療が必要となる。血栓ができるならば、血栓ができないようにすればよい。ということで、抗血小板薬を使う医療が必要となった。DES留置後には抗血小板薬を毎日飲まなければならない。内服を中止するとステント血栓ができ、急性心筋梗塞を発症する危険性がある。DES留置患者さんに新たな恐怖が加えられた。では、いつまで内服を続ければいいのか。実は、これで大丈夫だという期限の保証はない。

AHA／ACCの緊急勧告

米国心臓病学会／米国心臓協会（AHA／ACC）は、ことの重大さを認識し、抗血小板薬治療を早期に中断しないようにという勧告を二〇〇七年に出した。一つの目安として一年間は継続しなさいという勧告である。そのことの重大さを、わたしたち麻酔科医や外科医はまだ十分には把握していない。DESを留置する側の循環器内科医は、血栓ができなければ、DES留置は成功したことになる。循環器内科医はステント内血栓の形成を恐れる。それは、ステントを挿入する側だからである。自らが行った医療行為から合併症が起きるのを恐れる。それは当然のことである。一方、外科医は出血を恐れる。手術をする側は自らの医療行為による合併症を減らそうと考える。

これも当然である。DES留置患者さんの手術する外科医は自分の手で出血させて死なせてはいけないため、抗血小板薬を術前に中止しようとする。

麻酔科医は、ステントを挿入する側でもなく、手術して出血させる側でもない。麻酔科医は患者さんの側に立っている。周術期の全身管理を任される麻酔科医は、ガイドラインに従って抗血小板薬を継続して出血性ショックに至らしめることも、抗血小板薬を中止して心筋梗塞を起こすこともないようにしなければならない。麻酔を担当するわれわれ麻酔科医にとってDESはdeathの恐怖でコーティングされているのかもしれない。

医療の進歩デスか

それにしても医療の進歩とは何かをつくづく考えさせられる。DESではなく、金属ステントを使うと血管が再狭窄を起こす確率は高い。だから医療者もDESを使いたくなる。しかし、金属ステントなら薬を飲み続ける必要はない。ちゃんと自分で内膜を形成し血栓を予防する自己防御ができあがる。ステント内血栓を起こす将来の不安はDESより少ない。

問題なのは、患者さんが治療の選択をすることが困難だということである。多くの場合、患者さんは緊急事態にある。ステントが留置されるのは救命救急の現場であることが多い。十分な情報提供のもとに同意を得ることは困難な状況であろう。しかもいったん留置されたステントは取り外すことができない。入れ替えることができない。

患者さんの病気を治療するためという目的で、企業は莫大な資金をかけて画期的な医療機器を開発した。画期的な医療機器に欠点が見つかった。その欠点を補うために患者さんは一生薬を飲まなければならない。製薬会社は患者さんが長期間飲まなければならない薬のために莫大な利益を得ることになった。薬をやめるといつ突然死するかわからないという教育を患者さんは受ける。患者さんの不安は消えることがない。危機的状況から助けられたことに感謝しながら、患者さんは経済的負担と精神的負担を背負っていかなければならない。

医療の進歩は、確かに生存の機会を拡げているが、不安のうちに生存しなければならない時間も増やしている。

あとがき

麻酔科医の仕事は手術室が中心です。手術室は一般の人がなかなか入れない場所です。たまたま手術を受ける機会があっても手術台の上に横になるとあっという間に麻酔で眠ってしまいます。眠っている本人は、眠っている間に何が行われ、誰が自分を守ってくれるのか知りません。麻酔で眠るのは外科手術のためですが、手術という大きな侵襲から自分の体がどのように守られているかを本人は知る由もありません。麻酔科医は、患者さんが眠っている間に患者さんの横で患者さんのいのちを守る仕事をしています。そんな麻酔科医の姿をこの本で知ってもらえれば幸いです。

毎朝、麻酔衣に着替え、手術場に向かいます。手術場の入り口で、帽子をかぶり、手を洗い、マスクをつけます。鏡の前で、髪を隠し、手を清め、口や鼻を覆います。

手術場という清浄な場に入る前に、毎朝、新たな気持ちを奮い立たせて麻酔に向かいます。朝八時頃から九時すぎまでが麻酔科医のもっとも緊張する時間です。その時間、全国の麻酔科医たちが一斉に麻酔を始めていると思うと不思議な連帯感が湧いてきます。まだ、世間は通勤時間帯でしょうが、その時間に病院の手術室では麻酔が始まり、全国で何千人かの患者さんたちが麻酔の眠りについているのです。

この本に、麻酔科医が日ごろどのようなことを考え、どのような仕事をしているのかを書きました。私の個人的な経験や思いに過ぎませんが、眠りと目醒めの間で仕事をしている麻酔科医のことをもっと知ってほしいという気持ちを込めています。麻酔科医の仕事は手術がうまくいくように支える裏方的仕事です。与えられた責任は大きいものの、社会的な認知度や評価は必ずしも十分とは言えません。外科医の中には依然として麻酔科医は外科医のために存在すると考えている人たちがいます。麻酔は医師以外にさせてもいいのではないかと考えている人もいます。一方、麻酔科医の中にも腰掛け的な気持ちで仕事をしたり、金銭的報酬にのみ関心を抱いている人がいます。

麻酔科医も自らを正さなければいけません。この本が麻酔科医の自覚と連帯と励みに繋がればまた幸いです。

この本を書くきっかけとなったMedical Front International Limited社の皆様に心から感謝致します。とくに加藤治義氏には、いろいろとお世話になりました。加藤氏からの提案があって本書の企画が始まり、一冊の本ができ上がりました。この本に集めた文章の多くは、Medical Front International Limited社のホームページ上に同タイトルで連載してきたものです。また、New Anesthesia & Heartという小冊子のEditorial commentsに書いた文章を加筆して加えたものもいくつか含まれています。この数年間に書いた文章がほとんどですが、第1章の「麻酔の習慣」だけは一九九七年に「臨床麻酔」（真興交易医書出版）に載せたものを加筆しています。麻酔をしながら少しずつ書きためてきたものがこうして一冊の本になると感慨深いものがあります。これまで麻酔を通じて出会った多くの医療関係者や患者さんたちに心から感謝致します。

二〇〇九年三月　　著者

眠りと目醒めの間――麻酔科医ノート　ISBN978-4-902090-62-8

2009年4月22日　第1版1刷発行

著　者　外須美夫

発行者　加藤治義

発行所　メディカルフロントインターナショナルリミテッド
住　所　〒169-0075 東京都新宿区高田馬場1丁目28番18号
電　話　03-3209-5303（代表）

定価はカバーに表示してあります。

落丁本・乱丁本は小社編集部宛にお送り下さい。小社送料負担にてお取り替え致します。